全方位
脊柱侧弯
手术手册

深入持平探讨对脊柱侧弯手术的前后期望

刘子杰医生著
序言执笔Siddhant Kapoor博士

健康掌
握你手中

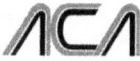

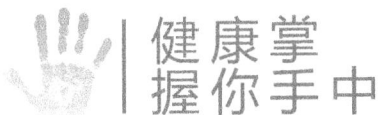

全方位
脊柱侧弯手术手册

关于作者

毕业于澳洲墨尔本皇家理工大学(RMIT University)和美国亚拉巴马州克莱顿自然健康大学(Clayton College of Natural Health)，刘子杰医生结合其大学教育与在自然和预防医学的实践，通过整体方法作出治疗脊柱侧弯的尝试，更取得重大成功，让你的身心灵从疾病中得到释放。

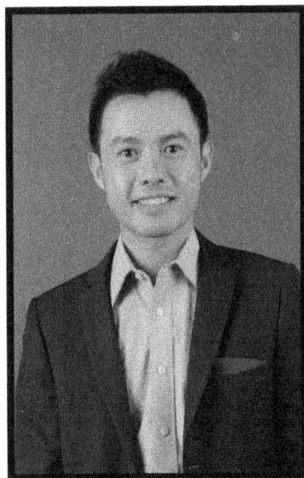

以最强的书籍、刊物、工具和设备阵列，协助你踏上脊柱侧弯康复之路。刘子杰医生以浅白的方式破天荒为你呈献与脊柱侧弯相关的丰富资讯与著作。你可在亚马逊找到其目标提供最天然治疗方法的畅销著作 ——《脊柱侧弯自然预防和治疗计划》，而你更可同时阅读《脊柱侧弯自然治疗日记》，作为你进行治疗时的良伴。此外，刘医生撰写的《脊柱侧弯与健康怀孕必备指南》提供突破性的实用知识，指导你如何在患有脊柱侧弯之时，仍能处理由受孕到怀孕的身体状况。

作为现代人，刘子杰医生将技术与保健训练完美结合，他的脊柱侧弯体操练习可能是你所能期待的最完整矫正练习选辑。你也可以尝试iTune排名第一的创新医学应用程序ScolioTrack(脊柱侧弯跟纵)，以及最先进的应用程序Scoliometer(脊柱测量仪)，追踪您的脊柱畸形和最新进展。

经过为数以百计被诊断的脊柱侧弯患者和其他病患者提供咨询，刘医生建立了一套备受肯定的非入侵性脊柱侧弯治疗。

由于自身的生活经历，刘医生坚信意识形态，认为健康和疾病都是我们可以控制的范围以内。他的病人来自各行各业，年龄层覆盖由幼童到90岁不等。凭借其专业与热诚，刘医生荣获新加坡主要报纸《海峡时报》授予"最佳保健提供商"殊荣。

在他的职业生涯中，刘医生凭借多年经验，在研究脊柱侧弯、糖尿病、抑郁症、骨关节炎、高血压、心脏疾病、慢性颈背疼痛、慢性疲劳和其他"现代疾病"等治疗方面，均取得专业知识。

刘医生清楚了解，世界上最佳的药物来自大自然，而非由实验室制造和大量推出市场的药品。

刘子杰医生的使命

真正的脊柱侧弯治疗在于消灭其根源。我在此进一步承诺，我将进行研究以揭开导致脊柱侧弯的因素。目前的研究仅限于对支架和手术等治标方法进行分析，然而，事实上，在识别和治疗导致脊柱侧弯的核心原因，仍有很大的可研究空间。

为此，我承诺献出我所有著作的部分收益，专注用于研究脊柱侧弯的根源，协助我们下一代预防这常见的脊柱畸形。

序言

人类正处于最令人困惑不安的今天，从未试过如此强烈渴望攀登顶峰。凭借造物者所赋予的机制，现代医学与科学持续为走过一个充满研究、发现和发明的世界作出努力。所谓适者生存，需要在这情况下作出有效贡献并从中获取渴求，身心都必须保持完美形态。尤其在现代生活中，我们为求方便所引起的疏忽和有害成分，令疾病与虚弱体质成为了我们生活方式的组成部分。

当生存受到职业或生活方式的有害影响，我们的身体，即造物者所创造的物理和生物机制，可能承受最大影响。

为此，支撑我们身体的部位也损失惨重。最近有研究显示，背部问题正迅速成为美国最常见的致命疾病原因。

《全方位脊柱侧弯手术手册》是为了提供对人类脊柱机制的透彻了解。本书针对最常见的脊柱畸形之一 —— 脊柱侧弯，全面讨论此病症引发的变形和破坏，以及其他相关范畴。作者为此脊柱畸形所有重要方面精心布局，让读者逐步了解这疾病，以及疾病与他们的生活如何息息相关。由曲线为何首次出现到评估严重性和分析处理方法，以至最后的具体脊柱矫正手术情况，本书将为读者——覆盖。

Siddhant Kapoor博士，M.B.B.S.，D.N.B.
矫形外科医生

免责声明

本书所包含的信息仅用于教育目的，它不是用于诊断或治疗任何疾病，也不能干预或取代适当的医学咨询，也不是医生的处方。由这些信息的应用所产生的任何后果由读者自负。无论是作者还是出版商对由这些信息的应用或声称由这些信息的应用造成的任何损害不负任何责任。本书大力鼓励已知或怀疑自身健康状况的人士，在实施本书的任何治疗方案前寻求执业的医疗专业人士的意见。

感谢

感谢所有我所爱的人、我亲爱的朋友，以及最重要的是，一直坚定不移地支持和信任我工作和建议的病人。

我将《全方位脊柱侧弯手术手册》献给我的所有伙伴，全赖你们的帮助，我才能成功发展出属于自己的一套有关人类脊柱、畸形和治疗的独特理论。

其他鸣谢

Nemanja Stankovic (平面设计师，英国) —— 他设计出非常专业和极具创意的封面与封底，赋予本书一个属于自己的全新定义。

Adriana Nicoleta Zamfir (平面设计师，罗马尼亚) —— 给予本书一个非常简单易明的布局，为读者在使用时提升趣味，令本书与艺术完美结合。

Jasmin Pannu (新闻学硕士，印度) —— 协助我剖析和寻找经过精心设计的最新研究。她打造的文字将我想要传达的复杂概念变得易于理解。

Jennifer Carter (编辑、理疗医师，美国) —— 凭着她的一丝不苟和不懈努力，坚定不移地注重每个细节，为读者提供优质和真实的资料来源。

James Carter博士 (编辑、医生，美国) —— 协助我编辑并提供患者想了解的最有价值资讯。

Siddhant Kapoor博士 (编辑、骨科医生，新加坡) —— 检查本书所包含的资料及分享他个人对手术的宝贵知识。

Jee Choi (模特，韩国) —— 清楚展示本书内的练习。

Jericho Soh Chee Loon (摄影师，新加坡) —— 拍摄出所有专业照片。

Ritwij Samal (插图，印度) —— 透过他的创意专业和精心设计的描述图像，传达本书主题与概念。

目录

第一部分

疾病概览

第一章

什么是脊柱侧弯？

相信你已对本书的基本目的有所了解，现在是时候为你展示本书的全部。在本章中，我们将会告诉你所有有关你脊柱的资讯，包括它的基本结构及最重要的是，影响它的各种疾病和失调。我们将会为你详细介绍其中一种最常见的脊柱畸形——脊柱侧弯。你会了解到为何此脊柱畸形被认为需要采用多模态方式治疗，除了基本的营养、练习和生活方式的改变外，同时包括学科如骨科、物理疗法、手术治疗、脊柱神经护理等。

现今状况

你们每一位都必然经历过日常生活中突如其来的繁忙。像其他生物，你试图在日常规范中，加入超越你个人或身体能够承受的更多目标和活动。为追求进步、获得成功和赚取更多，我们倾向令精神和身体超出可允许的负担。

虽然行动和机动性是生活必需，但强行将身体推至所能承受的范围以外，绝对是违反自然。而结果是，你的身体能量被耗尽，你的头脑失去力量与活力，更重要是，你的生理系统开始反抗。

当身体作出反抗，你的脊柱，亦即你的骨干，将首当其冲。你脊柱的复杂构造在无形中把你身体每一部分连结起来，承受你各种日常活动的所有压力。

在本节开始，我们将讨论你身体最重要部分——脊柱。我们会带你详细了解你脊柱的样子、组成及可能会产生的问题。

1) 我们的脊柱

我们先从脊柱的组成开始。人类的脊柱由一系列被称为椎骨的骨骼组成，并以柱形排列，由颅骨下延到尾骨，包围和保护脊髓，让你的胸、腹和骨盘得到支撑。

你的脊柱为你身体提供机动性和灵活性，让你可以站立、坐下、前弯、后弯和扭动。而最有趣的是，你的脊柱实际需要支持你身体接近一半的重量。

让我们再仔细看看你脊柱的基本结构，并在此之后，再研究由疾病、功能障碍或其他问题对你脊柱所带来的影响。

你脊柱的主要组件

你的脊柱由五个主要部分组成。颅骨底部开始是颈椎、胸椎和腰椎，其后是骶骨和尾骨末端。想象你的脊柱就像一堆33个骨头或椎骨，放置于彼此顶部。由颈部向下，首七节是颈椎，临床上被称为C1至C7。再向下，是12节胸椎或上背椎，亦叫T1至T12。最后是五节腰椎为L1至L5。再往下移是骶骨和尾骨，即你脊椎底部的融合骨骼。

下表将清楚说明每部分在你体内的位置和作用。

名称	位置	骨头/椎骨数目	临床参考	主要作用
颈椎	颈	7	C1至C7	支撑头部，让你可摇头、点头、向前弯、转动和伸展头部
胸椎	胸	12	T1至T12	连接你的肋骨，为其提供结构框架
腰椎	下背	5	L1至L5	承托你上身的大部分体重
骶骨	骨盘	融合在一起的5节椎骨	S1至S5	组成骨盘背后
尾骨	脊柱底部	融合在一起的4节椎骨	不适用	其他脊椎动物的进化残余

脊椎

　　我们刚明白到,脊柱的最关键组成部分是椎骨,以作为身体的主要负重区域。现在就让我们了解椎骨的组成和其组件如何经正常磨损或受伤而引起问题。

颈椎

胸椎

腰椎

横突

脊柱棘突

骨盘

骶骨

后视图

椎体

脊板

脊椎

　　每个脊椎由一系列串联部分组成和包围。在作进一步了解前,先了解他们每个部分:

- **椎体** —— 脊椎的大型块状骨部,用以承受你脊柱的大部分重量。

- **脊柱管** —— 脊柱中心的空间,亦即脊髓的通路。

- **椎板** —— 覆盖脊柱管,由脊椎主体延伸并形成环状物包围脊髓,为脊髓从后提供保护。

- **脊柱棘突** —— 椎板的一部分,像鸟嘴在背后延长,亦是你用手往下扫背时感觉到的部分。

- **横突** —— 其结构与脊柱棘突呈直角,固定背部肌肉。

- **椎弓根** —— 连接椎板至椎体。

- **关节面** —— 与你整个身体的任何其他关节相似,关节面是脊柱关节。每块椎骨均附有四个关节面,其中一对朝上,另一对朝下。每个关节面与相邻椎骨互锁,进一步稳定脊柱。

- **椎间盘** —— 分隔椎骨的细小结构,作为他们之间的柔软、凝胶状垫子。椎间或脊椎盘的顶部和底部均呈圆形和平面,稳固地连接上下方椎骨。椎间盘帮助吸收压力和避免骨与骨之间的摩擦。每个椎间盘由两部分组成,纤维环和髓核。纤维环是坚固外层,而最内层被称为髓核。椎间或脊椎盘可能是你身体的最强和最重要的减震系统,承受你生活方式带来的所有压力,包括运动和其他体能活动。以一个健康正常的成人来说,椎间盘的核内含有充足水份,由80%至85%水份组成,而纤维环则有约80%水份。经过正常老化和你体内其他生物化学变化,可能导致总含水量下降至70%。此流失量被视为正常老化,但一旦流失超过这数量,则形成了退化性椎间盘疾病的基础。

关于脊髓

你的脊髓是一大捆贯穿脊柱中心空腔的神经并依附着大脑,作为中枢神经系统的一部分,负责执行为大脑与整个身体间传递信息的重要功能,其长度约18英寸,由你的大脑底部延伸到你的腰部附近。这些神经纤维包含两种运动神经元,说明如下:

上运动神经元:位于你脊髓神经纤维的主要部分。

下运动神经元:存在于脊髓在颈和背部规则间隔所分支出来的脊柱神经。

2) 脊柱问题

到目前为止，我们知道脊柱负责我们很多日常功能，更可以将健康脊柱假定为健康生活的基石。因此，当众多部分包括椎间盘、椎骨或关节中的其中一个出现问题，可引起连串并发症和机能失调，范围由先天性缺陷、损伤和感染，以至肿瘤和其他状况（如强直性脊柱炎和脊柱侧弯）。

椎间盘疼痛

专科医生将椎间盘疼痛和机能失调分为两大种类，也就是：

轴性疼痛：当你感到椎间盘就是你的疼痛来源，是由于身体老化过程中所产生的相关磨损而引起的退化性椎间盘。你椎骨间的缓冲和空间缩小，令椎间盘外侧部分轻微撕裂，导致脊柱疼痛。

根性疼痛：是由神经根沿着其中一条神经离开脊柱的一种疼痛。如果你内部软核破裂或在纤维环内撕裂而渗出椎间盘并接触到神经根，你将经历到根性疼痛，此现象被称为椎间盘突出或破裂。髓核可能于椎间盘两侧破裂，最终压住神经根(被称为受压迫神经)，因而引起根性疼痛。在某些情况下，痛楚并非来自直接的神经根受压，而是来自硬膜外腔内髓核的零碎部分，触发炎症并刺激到邻近神经根。Jinkins的研究发现，5%　抱怨出现背部或腿部疼痛的患者，都患有神经根强化。简单而言，研究指出，虽然两者听起来毫不相干，但事实上，受压迫神经(即上述所提及)可导致背部，甚或腿部疼痛。

轴位(俯视)图

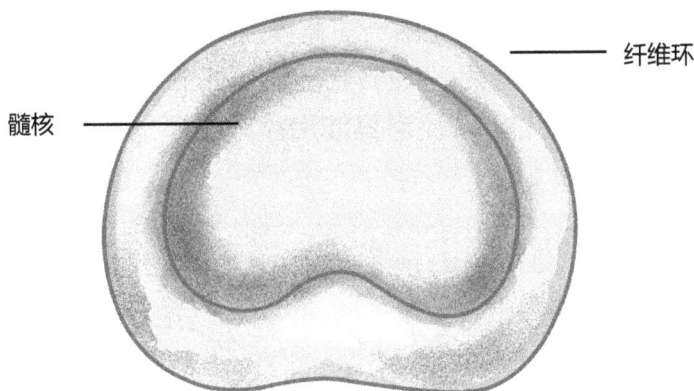

纤维环

髓核

髓核漏出到纤维环、接触 / 压住
神经根 = 根性疼痛

脊柱机能失调类型					
退化性 脊柱疾病	脊柱骨折	冠状面 畸形/ 矢状面 畸形	炎性疾病	脊髓损伤	其他
椎间盘 突出 (颈椎、胸椎 和腰椎)	压缩性 骨折	脊柱 前弯症	脊柱炎	四肢瘫痪	脊柱裂、 脊管闭合不全
椎管狭窄(颈 椎、腰椎和椎 间孔)	粉碎性 骨折	驼背	强直性 脊椎炎	截瘫	脊髓肿瘤
脊柱不稳	屈曲 压缩性 骨折	脊柱侧弯			椎骨脱离
脊椎关节强直	骨折 + 脱位	脊柱前凸过度			脊椎前移
	稳定与 不稳定 骨折				

上表为你提供所有常见的脊柱疾病和机能失调问题。

作为选择性研究，我们以下将以脊柱侧弯为主题，并提供此病症各方面的深度资讯，由历史背景、种类和病因，到可能受最大影响的人士等。最后，我们会探讨不同的治疗方案，包括及早进行矫正的重要性，以及当其他治疗方案不理想时，需要采用的手术手段。

3) 脊柱侧弯 —— 畸形症

了解脊柱侧弯

脊柱侧弯被定义为肌肉骨骼状况，主要特征是脊柱侧向异常弯曲。个别脊柱侧弯患者的脊柱因侧向弯曲，可能形成类似字母 "S" 或 "C" 的曲线。

一般来说，脊柱侧弯可以发生于胸椎(中背)或腰椎(下背)位置，而该处曲度相对突出。

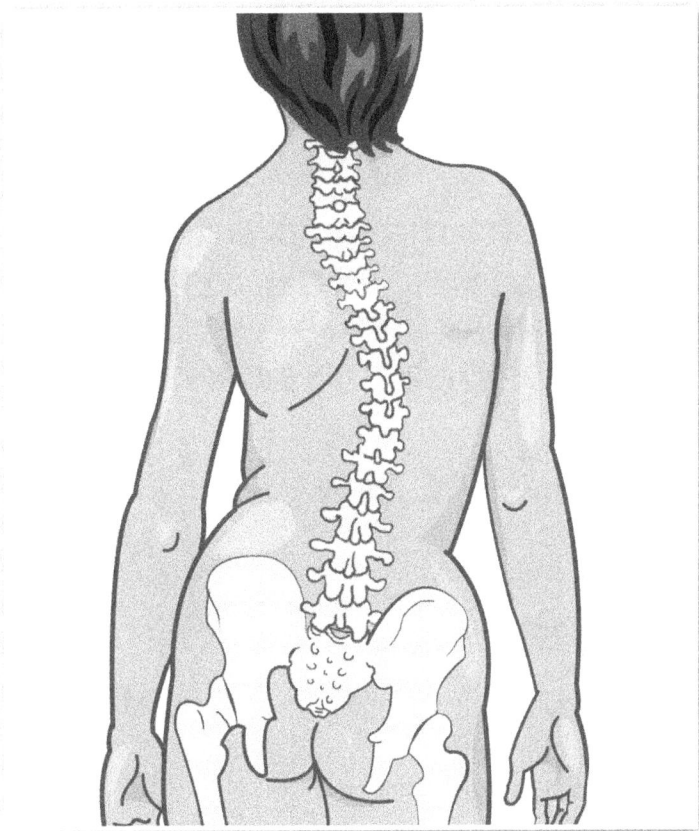

简而言之，脊柱侧弯是脊柱畸形的一种，代表脊柱已偏离正常的直线形状。疾病名称源自希腊语"skoliosis"，意即"弯曲"。虽然此疾病可能有不同名称，但脊柱侧弯症在很久前已被确认，并于最早医学历史当中已经常被提及。

脊柱侧弯是一种相当常见的肌肉骨胳失调。尽管此疾病影响成人和小孩，但最常出现在10至15岁的年龄群组。统计显示，单计美国，已有最少2至3%人口患有脊柱侧弯，人数高达600万。据国际脊柱侧弯研究学会估计，每九位女性当中就有一位患上脊柱侧弯，而男性患者的数目则可能较低。在下一章，我们将详细探讨脊柱侧弯成因，以及某群组的成人和小孩较易出现脊柱侧弯的原因。

在某些情况下,脊柱弯曲可能是由于身体另一功能出现问题所引起的反应。经过长时间观察,常见例子如背部肌肉痉挛、长短腿或不正确姿势。

然而,专科医生仍在思索,脊柱侧弯在初始阶段是否主要为一个脊柱状况。纵然导致脊柱侧弯的实际机制仍有待确认,有研究显示可能是后脑或脑干的自动姿势控制中心缺乏适当发展所致。由于此可能的神经发育缺陷,令人类机制未能配合青春期身体的快速发展。你将会在第二章看到更多遗传学在脊柱侧弯所担当的角色。

请参考下图作为不同阶段脊柱侧弯发展和可能的治疗方案概览。

脊柱侧弯对你有何影响?

如你患有脊柱侧弯,你的外貌特征,尤其在仔细观察下,可能会出现一些蛛丝马迹。由于脊柱侧弯是身体上的不对称和不平衡,此状况也会在身体素质表现出来。

如果你有脊柱侧弯,你的外表到底会出现什么特征?我们在此列出部分你或其他人可能注意到你身体对称度所出现的重要变化和差异:

- 你腿部长度不一
- 你肩膀或臀部高低不同
- 你头部可能不在你身体中央
- 胸腔或肩胛突出,尤其当你向前弯
- 脊柱出现明显曲线
- 裤子甚或下摆线在穿着时底部出现不平均

专科医生深信,脊柱侧弯最终会影响整个身体的健康状况,包括整个身体系统和对多个身体功能所产生的影响。事实上,特发性脊柱侧弯通常被称为多方面机能失调，可影响五大重要器官系统，包括消化、肌肉、激素、骨胳和神经。

某些受影响的特定区域可以是：

- 骨胳系统的任何部分，包括肋骨(肋骨畸形)、脊柱和骨盘
- 大脑和中枢神经系统
- 激素和消化系统
- 心肺(气短)
- 慢性疼痛

下页图像更清晰描绘弯曲的脊柱。

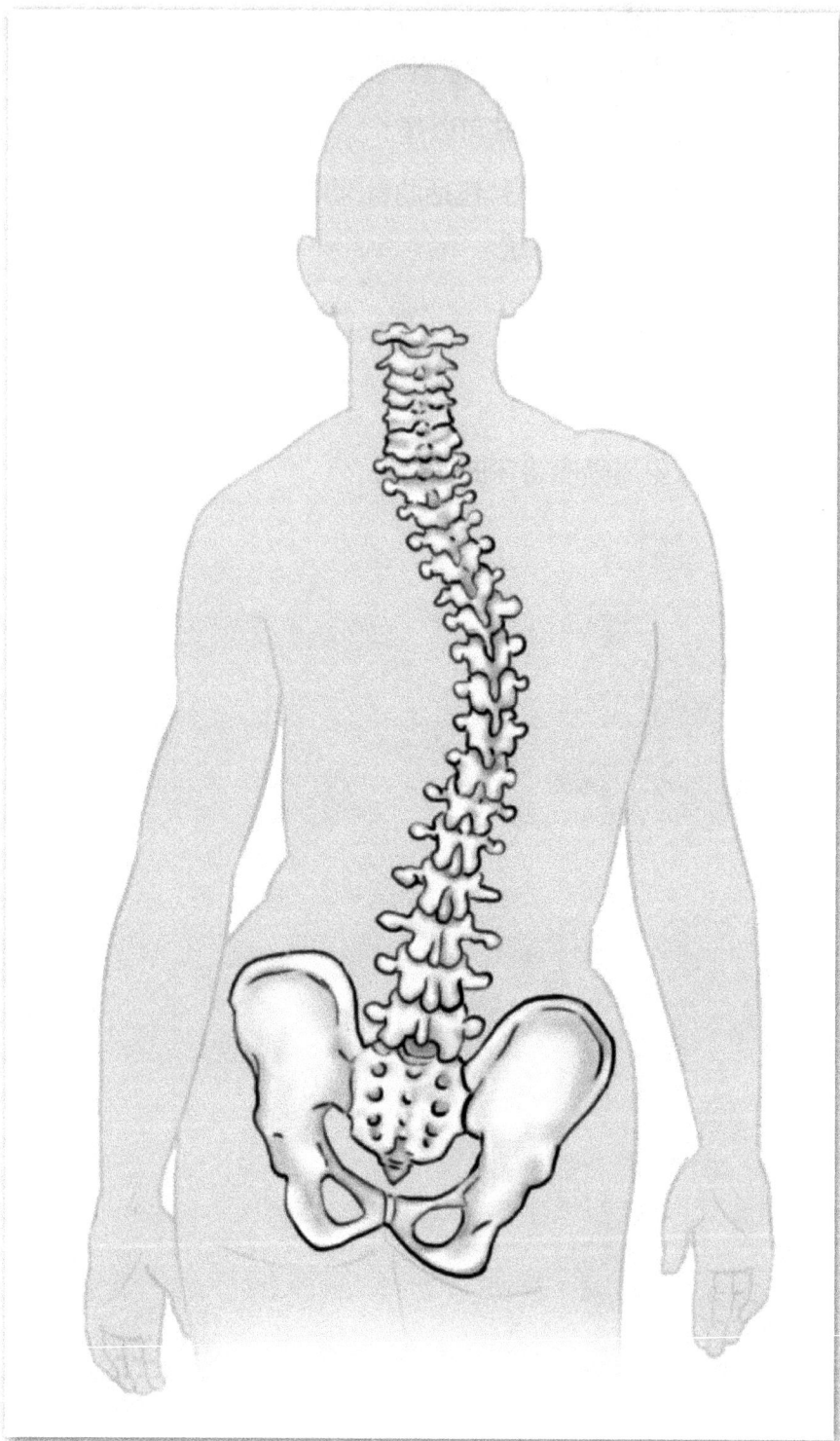

治疗史

早在公元前400年的希波克拉底史册已提及与脊柱侧弯类似的症状，当中指出脊柱侧弯最常见于年轻女孩，尤其在那些初经延迟的女孩身上。

从历史看来，治疗脊柱侧弯最常采用"等待与观察"的方法，预期曲线的缓慢进展将会停止或自行逆转。当患有脊柱侧弯的青少年承受极度痛楚、不适或出现无力症状时，往往被视为成长的一部分和只想获得关注的表现。直到数年前，支架仍被用作第一个治疗选择，以限制曲度恶化。然而，支架需长时间配戴才有效，使个人活动水平同样受到限制。

为何及早预防如此重要？

为进一步延续上述所言，科学提供的充分证据指出，除非脊柱侧弯已进展到一定水平，否则其仍然可被预防和逆转。因为进展到后期的脊柱侧弯与环境因素有莫大关连，所以其曲线在初始阶段是有可能被抑制甚至逆转。

当一个人出生时，脊柱看起来就像一条直线。然而，当此特定的脊柱畸形开始成形时，直线就慢慢变为英文字母"S"或"C"。你认为哪种方法会比较容易？在直线慢慢变为"S"或"C"时开始预防？还是当脊柱已经发展成"S"或"C"曲线时，使用支架和最终的手术进行矫正？正因如此，现代科学试图强调及早预防的重要性，如早期检查、物理控制、饮食调整、适当的保健养生和生活方式改变。

我们现在快速浏览，通过整体方法矫正此机能失调，可能较使用支架或进行手术更有效的五大原因：

1. 支架令人觉得非常不舒服。
2. 支架并不可以保证你能逆转症状。
3. 手术可能很复杂并带有内在风险。

4. 配戴支架可能影响青少年自信心并造成自卑感。

5. 支架甚或手术都可能无法将状况全面扭转。

另一个需要早期预防和使用整体方法治疗的原因是,由于脊柱侧弯是一个渐进症状,就算骨胳已全面发展成熟,其曲度仍可能会继续增加。

研究充分表明,不论年纪、曲度和遗传史,及早发现和以有系统方法进行矫正,将大大提高治愈机会。

在本书的较后部分,你将会读到各种可用的治疗方案及其利与弊,助你决定最适合你的治疗方案。

有趣小百科

有些人仍然认为脊柱侧弯是由于搬动重物、参与运动、不正确姿势或下肢长度些微不平均所造成。虽然并非完全正确,但研究发现这些因素可令脊柱错位程度恶化,导致病情加重。

→ 年轻女生患上脊柱侧弯的机会较男生为高。

→ 脊柱侧弯早于希波克拉底时期已被发现。

→ 它可以发生在高尔夫球手身上!

脊柱侧弯的真实故事：手术

脊柱侧弯是一种相当常见的疾病，更会影响来自各年龄层和不同健康背景人士。

Tracy(化名)是一个狂热的高尔夫球高好者。在她年仅11岁所进行的一次学校筛查时，已被诊断出患有脊柱侧弯。在经历过逐渐恶化的脊柱侧弯状况并进行艰巨的手术后，她仍能成为一名现役专业高尔夫球手，更跻身LPGA锦标赛成为一颗闪耀之星，不得不令人为之惊讶。

在首次检查后，为挺直她的曲度，Tracy开展了为期七年半的支架生涯。尽管她每天配戴支架达18小时，在18岁可脱掉支架开始，她的曲度持续快速扩大，使手术成了她的唯一选择。手术后，她需配戴支架三个月，更需投资另外六个月于高尔夫球运动康复治疗。

今天，有了平衡的脊柱和健康的身体，Tracy继续在她喜爱的运动发挥出色表现，成功对抗病魔。

第二章
什么造成脊柱侧弯？

现在，你已知道什么是脊柱侧弯，那么，现在是时候了解它为何会发生。在本章中，我们将讨论导致脊柱侧弯的原因及你会否受到影响。同时，你可知道更多什么类型人士较易患上脊柱侧弯和相关原因。

你知道，据说在美国，每1,000个人就有1.5个患有脊柱侧弯或脊柱曲度超过25度吗？

你现在已了解脊柱侧弯是用来定义你脊柱畸形的术语，亦即你的脊柱会由"直线"慢慢"弯曲"，变成英文字母"S"或"C"的形状。这可能会令你有些疑问：脊柱侧弯是否与生俱来？是否由于你的生活习惯导致此状况发生？是否由你的父母或祖父身上遗传得来？你的神经与此疾病是否有关连？

虽然这些问题可能令你感到焦虑，请继续阅读，你将会得到所有你想知道的答案。

首先，让我们尝试了解脊柱侧弯在历史上被如何看待... 早在18和19世纪，脊柱侧弯被认为是由不正确姿势或姿势畸形所引起。

可从三个方法了解为何会导致脊柱侧弯：

1. 生理和退化原因,如老化、疾病和创伤等

2. 神经学原因,由先天或后天所致

3. 不明或未识别(特发性)原因

在进一步研究可能引致脊柱侧弯的原因之前,我们最先要知道,有多达80%脊柱侧弯是特发性病例,意味着此状况并无可识别的潜在原因。而由于特发性脊柱侧弯非常普遍,它被进一步分类为:

- 婴幼儿特发性

- 幼年特发性

- 青少年特发性

- 成人特发性

最令人关注的是,特发性脊柱侧弯主要发生在年轻女生身上,尤其是正值青春期而患有此病症的女生数目更会突增。你在本书往后章节将会读到更多关于每个子类别的资料。

在随后部分,我们将根据从脊柱侧弯患者、其家族病史和环境中的诱病因素等所搜集的证据,详细探讨每个可能导致脊柱侧弯的原因。

退化性和生理原因

你的身体时时刻刻都经历变化,如年龄、创伤、生活方式和疾病都不断改变你的健康状态。在本小分部中,我们将详述各种导致脊椎侧弯的生理原因和疾病。

退化和老化都是可导致脊柱侧弯主要的生理变化例子之一。最常发生于50岁以后的一个状况的特征是椎间盘退化,并可能会进一步关联到脊柱畸形。

一些可能与脊椎侧弯相关的特定事件、疾病和身体异常,包括:

→ 脊柱骨折或受伤

→ 骨质疏松症

→ 脊柱异常生长或肿瘤。异常生长导致脊柱侧弯的其中例子,如脊髓空洞症为一种因囊肿沿脊柱生长的机能失调。

→ 在椎旁肌肉生长受干扰的情况下所引起的肌肉生长或功能异常,可能是特发性脊柱侧弯的原因。

→ 肌肉麻痹和应力骨折

→ 在某些情况下,脊髓和脑干异常可能是导致曲线进展的重要原因。

另有研究表示,椎骨附近肌肉可能存在的不平衡状态,令任何早期出现的脊柱畸形或变形随着年龄增长而加速恶化。

与此同时,还有其他生理原因可能引致短暂或非结构性脊柱侧弯。在这些类型的脊柱侧弯中,脊柱处于正常状态,而曲线是由其他原因,例如腿部长度差异、肌肉痉挛、阑尾炎或其他状况所造成。你在接下来的部分将会知道更多关于此类型的脊柱侧弯。

重要资讯

由肌肉和神经肌肉的原因而引起的脊柱侧弯仅一线之差。肌肉引起的病症与生理有关,而神经肌肉所引起的状况则涉及到神经共同作用或神经异常导致肌肉机能受到影响,反之亦然。

神经性原因

有充分研究显示，当姿势反射系统遭到任何形式的破坏，均可能发展成脊柱侧弯[1,2]。在你作进一步了解前，我们先仔细看一下姿势平衡概念。脊柱侧弯被认为与你身体的自然姿势排列和结构有密切关系。任何由正常和平衡姿势所产生的异常甚或轻微偏离可在两个不同程度与脊柱侧弯有所关联：

→ 初始的姿势不平衡可导致脊柱侧弯发病。

→ 姿势不平衡可决定曲线程度。

继特发性和生理原因后，第三大可导致发病的原因是由神经系统引起，亦被称为神经肌肉脊柱侧弯。明确来说，一些神经系统失调或疾病，令你更容易患上脊柱侧弯，包括：

- 脑麻痹

- 肌肉萎缩症

- 脊髓灰质炎(小儿麻痹症)

- 脊髓脊膜突出

- 肌病

- 脊柱裂

此外，脊柱侧弯可由各种退化性原因(如椎关节强硬)而引起；还有其他因素如脊髓损伤或创伤性脑损伤，也可以是相关原因。

大部分患有这些机能失调的小孩，由于其脊柱已开始变形至长 "C" 形曲线，致令其软弱的躯干连自己的体重也不能承受。先天患有这些疾病的小孩，其脊柱侧弯的初步症状可能需时引发，然而，他们无一幸免在到达青春期以前已开始发病。例如，近80%患有先天脊髓发育不良的小孩在10岁开始出现脊柱侧弯症状[3]。性脊髓发育不良正是特别用来形容脊髓未能发挥正常功能的失调群组，由于此疾病而导致体内的血细胞数量不足，引起进一步的并发症。

另外，甚至大脑受损也会造成脊柱弯曲。其中一个典型例子是椎枕肌拉紧引发的运动失调[4]，是负责协调运动神经和传递感觉的大脑部分受损。这种缺陷主要出现在遭受产伤的新生儿，导致产伤的原因如多胞胎、产程受阻或延长、助娩和剖腹产等。

遗传和基因的角色

越来越多现代研究强调遗传学对脊柱侧弯发展的影响。实验胚胎科学建议，较容易受脊柱侧弯袭击的个别人士可通过改变生活方式、饮食和运动规律，重组基因密码。

现在研究提出的具体证据表明，基因在脊柱侧弯发展中担当重要角色。一项在《自然遗传学》发表的分析指出，GPR126基因与青少年时期的特发性脊柱侧弯直接相关[5]。事实上，专科医生已表示，家族成员中有脊柱侧弯患者的人士，也有很大可能形成脊柱侧弯。

专科医生还发现了一种影响知觉和协调能力的特殊遗传性缺陷，更在患有脊柱侧弯的小孩中，发现此缺陷可能导致脊柱异常生长。以女性遗传疾病特纳氏综合症为例，其不仅生理和生殖发育造成影响，也很有可能与脊柱侧弯有所关联。

多个研究指出，遗传很可能是导致脊柱侧弯的病因。Wynne-Davies的研究结果显示遗传的强大结构，不论是单一显性基因或多个基因结合都有可能引发此机能失调[6]。另方面，Cowell等人提出此疾病主要与遗传相关，同时可能与性别相关基因有关[7]。

然而，令人费解的是，在同卵双胞胎的观察发现，双胞胎中的其中一个可能有出现此健康状况，而另一个则不受影响[8]。

遗传标记

最近的研究建议,CHD7基因变化可能令个别人士倾向患上特发性脊柱侧弯[9]。此外,克萨斯苏格兰莱特儿童医院研究人员也谈及CHILI和DSCAM基因可能是特发性脊柱侧弯的特征[10]。该医院的专科医生表示,这两种基因均有参与神经生长过程,以引导脊髓的生长方向。因此,一旦神经通路出现障碍,令此机制中断,可导致脊柱侧弯发病。

该些研究人员强调,直到最近,脊柱侧弯已完全被视为一种骨骼疾病,但这观念正快速变化,主要由于目前的研究表示神经通路可能是引起此脊柱畸形的原因。

部分遗传性疾病可能诱发与脊柱侧弯相关的身体异常:

- 马凡氏综合症

- Ehler's-Danlos 综合症

- 神经纤维瘤病

- 骨硬化病

- 弗里德赖希氏共济失调

- 类风湿性关节炎

- 骨脆症

- 库欣综合症

在患有脊柱侧弯的总人口当中,天生脊柱畸形的新生儿拥有相当高的脊柱侧弯发病率,被称为先天性脊柱侧弯。在此情况下,脊柱形成可能存在某些问题,常见例子如半椎体或楔形椎体。此外,状况可能发生于不正常椎骨接合或椎骨块结合。你将会在以后章节看到更多关于先天性脊柱侧弯的资讯。

激素、酵素和身体过程

虽然内分泌系统是人体的不同单位,但研究指出激素异常可能是导致脊柱侧弯的原因。以褪黑激素为例,它是一种与睡眠和生长有关连的大脑分泌。由于一组特定的遗传因素,血液里的褪黑激素可能会下降,影响在睡眠时间的肌肉紧张度和发展,更可能随着时间使脊柱曲线恶化。一个在鸡只进行的相关研究显示,在缺乏松果腺的鸡只体腔内注入褪黑激素,可防止引发脊柱侧弯[11]。

研究也观察到,缺乏褪黑激素对前庭脊髓束活动产生不利影响。加上,当大脑与姿势控制中心之间的信息传输受损,也可能导致正常背部肌肉活动出现偏离。另方面,研究指,一种被称为基质金属蛋白酶的酵素增加,会提升退化性脊间盘疾病和脊柱侧弯病发机会。

以下为其他与脊柱侧弯相关的缺陷:

→ 镁 —— 缺乏重要营养(如镁)导致二尖瓣脱垂,并进一步引起脊柱侧弯发病情况。

→ 维生素K —— 缺乏维生素K可引致异常长时间出血和骨质疏松症,最终造成脊柱侧弯。

→ 维生素D —— 缺乏维生素D导致软骨病,从而引发漏斗胸,即胸部下陷的临床术语,并与脊柱侧弯有所关联。

→ 较低水平的雌激素常常被认为导致骨质疏松和减少,而两者均与脊柱侧弯相关。

因此,我们已看到,激素异常在某程度上会诱发患者的脊柱侧弯。

问问自己

- 你有否不断感到未被诊断出的背部疼痛或不适？

- 你有否遭受到上述的生理或神经系统疾病折磨？

- 你家族中是否有成员患有我们讨论过的疾病？

- 你最近有否发生事故或跌倒而该疼痛感仍然存在？

- 你外表上有否显示患上脊柱侧弯的征兆(在第四章作进一步讨论)？

在接下来的章节,你将知道更多关于每一个脊柱侧弯可能出现的征兆,以及如何在你自己或家庭成员身上识别这些征兆。

思考重点

研究脊柱侧弯病因,需要多角度思考。或许,其中一个主要原因是特发性脊柱侧弯仍然是目前最普遍的疾病。事实上,此疾病的非明确病因正是导致其治疗方法仍集中在支架和手术,以及其他少数预防措施的原因。

同样重要的是,要明白人体复杂的机制,令我们很难在各种原因划上清晰界线。病因可能是由生理到神经系统,甚至遗传途径重迭而成,因此,不应令读者感到含糊。

有趣小百科

→ 我们不能预防脊柱侧弯,但我们可影响其进展速度。

→ 如果你小时候曾患上小儿麻痹症,随着年龄增长,你有更大机会引发出脊柱侧弯或其他畸形症状。

→ 女运动员和芭蕾舞蹈家较容易患上脊柱侧弯。

第三章
脊柱侧弯类型

知识确实就是力量。当你要作好与脊柱侧弯战斗的准备，拥有此疾病的全面知识对你非常重要。在你规划出治疗路径前，第一步是要知道你所患的是那类型脊柱侧弯，而这正是你将在本章学习到的课题。我们会讨论各种脊柱侧弯、其定义特征和在它们间如何作出界定。

结构性与非结构性脊柱侧弯

不同类型的脊柱侧弯和其病因背景，最终都是以脊柱弯曲作结。然而，随着各种治疗方法经过多年以来的发展，有明确显示指出，早期发现的病症和对其的基本类型识别，有效影响矫正模式。

我们在前面章节中提到的脊柱侧弯基本成因将会是决定脊柱侧弯种类的因素。比方说，任何在出生前可能已发展的脊柱异常而引致的脊柱侧弯，被称为先天性脊柱侧弯。

同样地，脊柱出现骨质变化的脊柱侧弯类型被称为结构性脊柱侧弯，而非脊柱问题及脊柱没有出现骨质变化的病症则被称为非结构性脊柱侧弯。一个长期存在的非结构性脊柱侧弯也可能会引起结构性脊柱侧弯。

此外，每一种类型将会根据不同标准再作进一步分类。

结构性与非结构性脊柱侧弯之间，最重要和明显的区分在于可旋转成分是否存在。旋转元素出现在结构性脊柱侧弯患者身上，而在功能性或非结构性脊柱侧弯患者身上则不会出现。

事实上，值得注意的是脊柱侧弯可根据某些标准，以多种方式定义，其中主要包括：

趣味知识

各类型的脊柱侧弯可能被分类到一个或以上类别，导致重迭分类。例如，幼年特发性脊柱侧弯主要被分类为特发性脊柱侧弯，同时也可被分到以年龄分组的脊柱侧弯类别。成人特发性脊柱侧弯也一样。但你不应被脊柱侧弯分类所混淆，请谨记，脊柱侧弯可能是按照畸形因素分类。

为作更详细研究，我们在以下部分将描述每个脊柱侧弯类型。

结构性脊柱侧弯

结构性脊柱侧弯是沿着脊柱旋转的倾斜曲线。一个非常典型的例子就是成人身上一般老化过程所引起的退化性脊柱侧弯。脊柱各组件的功能在结构和模式上的改变可导致这类型的脊柱侧弯，而你已在第一章了解过脊柱的不同部分。

由各种结构性脊柱侧弯所引起的脊柱曲度是基于脊柱本身问题，此种畸形状况通常不可逆转。纵然如此，它还是可通过治疗和适当的生活方式控制进展。

在以下部分，我们将讨论各类主要的结构性脊柱侧弯，包括：

→ 先天性脊柱侧弯

→ 特发性脊柱侧弯

→ 神经肌肉脊柱侧弯

→ 成人脊柱侧弯

先天性脊柱侧弯

先天性脊柱侧弯是典型发生在出生时的脊柱弯曲缺陷，而此形式的脊柱侧弯相当罕见，每10,000名新生儿中只有一人患有。然而，此缺陷通常在婴幼儿阶段并不明显，需待青春期才变得显而易见。

三类最常见于婴幼儿的先天性脊柱侧弯的解释如下：

1. 椎体分离/分割失败

在胎儿形成的早期阶段，脊柱是由身体组织形成的单柱体。经过多月进展，此柱体开始进行自身分离并形成多个微小部分，最后再演变成椎体形状。在某些情况下，分离过程未能完成，引致部分脊柱融合，而两个或以上的椎体融合会形成骨棒，进一步破坏正常增长，在小孩成长时引发脊柱侧弯。

请参阅本节结尾的图像以了解更多。

2. 椎骨元素形成失败

当一侧的椎骨元素有部分或全部未能形成，此类先天性畸形被称为楔形椎体或半椎体。如果脊柱一侧出现骨棒而另一侧出现半椎体，其成长过程可能发生严重问题。若不及时治疗，曲度可快速进展，造成小孩成长问题。

3. 代偿曲线

如果你的脊柱发展出一条曲线，它可能会产生其他曲线平衡，试图保持直立姿势，而此代偿曲线可能位于患处上方或下方。

在某些情况下，先天性脊柱侧弯可以由特定的性别基础疾病引发，如女性生殖道畸形综合症。此外，据观察，患有先天性脊柱侧弯的新生儿也较容易患有其他先天性异常，包括泌尿生殖道结构异常或先天心脏缺陷。

除上述各状况，患有蕾特氏症的小孩也常出现脊柱侧弯征兆。此罕见疾病与"X"染色体相关，主要于女生身上发现。

楔形椎体、半椎体、椎体块或未分割椎体

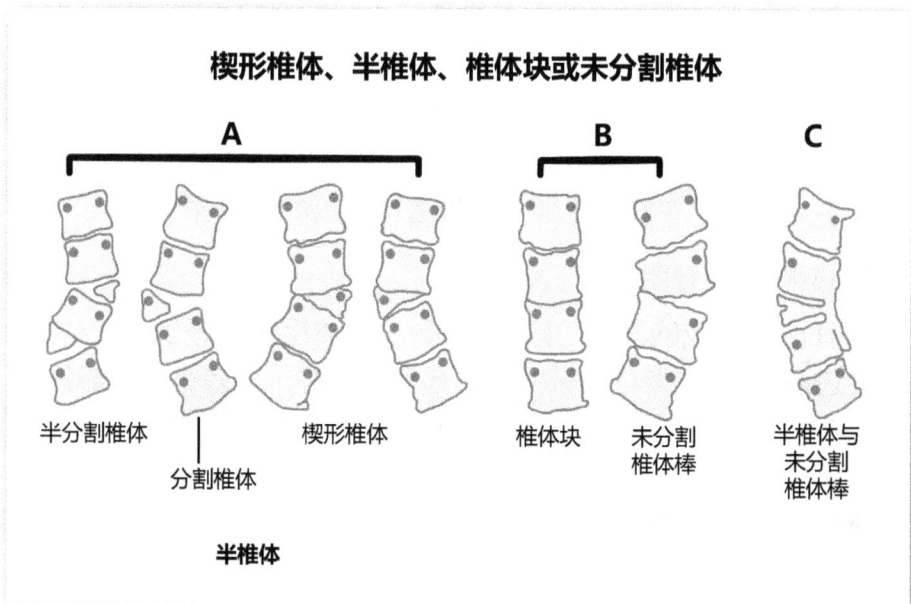

半分割椎体　　分割椎体　　楔形椎体　　椎体块　　未分割椎体棒　　半椎体与未分割椎体棒

半椎体

特发性脊柱侧弯

这种类可能是最常见的脊柱侧弯，而此疾病并没有可解释的理由或成因，而任何原因不明的脊柱侧弯均被称为特发性脊柱侧弯。横跨数十年进行研究，分析了各种可能因素，即遗传、骨骼、化学、神经和肌肉，以解释特发性脊柱侧弯病因。核磁共振成像在大量特发性脊柱侧弯患者身所进行的研究显示，4%至26%患者同时患有神经系统异常，如脊髓空洞症和Arnold-Chiari 畸形。

尽管特发性脊柱侧弯可于成人身上发生，但仍是最常见于小孩，尤其是那些骨骼看似正常生长的小孩。

当特发性脊柱侧弯于小孩身上发生，可根据发病年龄分为三子分类。我们在此为每个子分类作简单解说。

婴幼儿特发性脊柱侧弯

由出生至3岁发生的脊柱侧弯通常被称为婴幼儿特发性脊柱侧弯。这类型的脊柱侧弯一般无痛，而且较常从年轻男孩身上观察到，占所有特发性脊柱侧弯个案约1%。虽然无法解释原因，但大部分情况下，婴幼儿脊柱侧弯的脊柱曲线出现在左侧，并主要在胸椎附近。

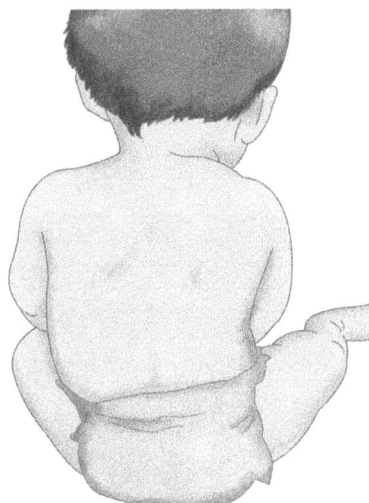

患有婴幼儿特发性脊柱侧弯的20个月大男孩。

然而,研究也有显示,出生后首三年所出现的弯曲可能可随时间消退。Lloyd-Roberts和Pilcher在1965年的报告指出,近92%婴幼儿特发性脊柱侧弯可于出生首年得到解决。

同时,在5岁或以前患上脊柱侧弯或脊柱弯曲的幼童经常被观察到可能也患有心肺异常。

专科医生指出以下可能导致婴幼儿特发性脊柱侧弯和"S"形脊柱弯曲的原因:

→ 在某些情况下,宫内成型与曲线发展相关,是由于母体内子宫壁在胎儿一侧施加压力或胎儿位置异常所引致。

→ 由于婴儿长时期被放置床上,导致其背部或头部承受产后外部压力。在这类情况下,背部的异常压力可严重影响脊柱排列水平。而这些引致婴幼儿特发性脊柱侧弯的原因与其他疾病(如斜头或头颅扁平)相关。

上述原因乃未经证实,令脊柱侧弯仍以假设为主并需要作进一步研究。

幼年特发性脊柱侧弯

幼年特发性脊柱侧弯于3至9岁出现。有别于婴幼儿特发性脊柱侧弯,受此类脊柱侧弯影响的女生较男生为多,而且如果未能及时对付,会造成曲线迅速扩展的主要风险。在一项对109名幼年特发性脊柱侧弯患者所进行的对照研究显示,患者在10岁以前,曲度会以每年1至3度的速度增加;而10岁以后的速度则会提高至每年4.5度至11度。观察亦发现患有幼年特发性脊柱侧弯的小孩较常出现左胸椎曲线和异常多毛,同时椎管内病变的发病率也较高,包括脊髓空洞症和脊髓纵裂。

幼年特发性脊柱侧弯较婴幼儿特发性脊柱侧弯常见，占所有特发性脊柱侧弯病例中约12至21%。然而，幼年特发性脊柱侧弯对男女的影响明显有别。在3至6岁年龄群组中，有可能患上脊柱弯曲的男女生数目相若，而一旦进入6至10岁年龄群组，受影响的女生明显较男生为多。

如能及时准确诊断和对付这类特发性脊柱侧弯，普遍也能取得正面的预后效果。

青少年特发性脊柱侧弯

青少年特发性脊柱侧弯发生在10至18岁之间，其横向脊柱曲度超过10度。最重要是，也许是由于标记年轻女生进入青春期而引起的早期身体成长和发展，青少年特发性脊柱侧弯主要发生在年轻女生身上，占全部青少年特发性脊柱侧弯患者60至80%，为最常见的脊柱侧弯状况。其在9至14岁的年龄群组，发病率最少为4%。此外，青少年特发性脊柱侧弯较常出现在有家族病史的小孩身上。

在此，我们需要注意，如果不针对青少年特发性脊柱侧弯进行治疗，疾病可迅速恶化并导致明显畸形，而这些畸形可进一步导致青少年的心理压力和身体残疾。而且，由于椎体旋转影响胸腔，可能最终影响心肺功能，导致严重症状，如气短等。

婴幼儿特发性脊柱侧弯	幼年特发性脊柱侧弯	青少年特发性脊柱侧弯
年龄：0至3岁	年龄：3至9岁	年龄：3至18岁(成年)
较常出现于男孩	较常出现于女孩	较常出现于女孩
占所有特发性脊柱侧弯案例约1%	占所有特发性脊柱侧弯案例约12至21%	最常见的特发性脊柱侧弯

特发性脊柱侧弯形式 —— 主要资讯

神经肌肉脊柱侧弯

来自"神经"一词，这类型脊柱侧弯主要由某些神经系统失调和任何形式的肌肉无力所引起的脊柱发展异常。换句话说，神经肌肉脊柱侧弯是由于负责支撑脊柱的神经和肌肉缺乏控制所致。这类神经肌肉疾病存在的种类繁多，改变正常功能，令脊柱弯曲乘虚而入，并逐步扩大。

神经肌肉功能异常所引起的特发性脊柱侧弯被分为两类：

→ 神经性 —— 用于由疾病引起的神经功能异常而导致的脊柱侧弯，如大脑性瘫痪。

→ 肌病 —— 意指由疾病引起的肌肉功能异常而造成的脊柱侧弯，如肌肉萎缩症。

我们在此列出一些可能导致这种类脊柱侧弯的最常见神经肌肉疾病：

- 大脑性瘫痪
- 脊柱裂
- 脊髓肿瘤
- 神经纤维瘤病
- 肌肉萎缩症
- 麻痹性状况

重要资讯

这些疾病大多数出现在小孩时期引致神经肌肉变化，正是当身体和脊柱正在生长和进行自我调整以满足身体发育的时间。同时也是最有可能造成脊柱最大伤害的时间。

让我们先了解有关神经肌肉脊柱侧弯的重要事实：

→ 患有此类型脊柱侧弯的小孩通常在身体、颈部和头部出现协调困难。

→ 驼背是脊柱异常向前弯曲，常被发现与脊柱侧弯一同存在。

→ 于早年发展的脊柱侧弯，其曲线进展机会也较高。同样，最初期诊断越严重的曲线，其进展速度也越快。

→ 神经肌肉脊柱侧弯的曲线通常较长，一直延伸至尾椎。

→ 较大的胸椎曲线(80度以上)和脊柱前凸过度，或向后曲线，可能增加肺部问题。

神经肌肉脊柱侧弯的曲线进展速度通常比特发性脊柱侧弯为快。虽然某些小孩患者可走路或进行一些正常身体活动，但大部分患者到达青春期时必需依赖轮椅活动。

成人脊柱侧弯

随着年龄增长，脊柱和其他组件的软组织可能会经历磨损，引致脊柱弯曲形成。专科医生将成人脊柱侧弯定义为用于骨胳发展成熟并在Cobb方法测量曲线时超过10度的个别患有脊柱畸形人士。

作为研究目的，我们可将退化性脊柱侧弯分为三种类型：

1. 纯退化性脊柱侧弯

当个别人士完美挺直和健康的脊柱因为老化过程引致弯曲，此情况被称为纯退化性脊柱侧弯，意即因年纪而导致的成人退化性脊柱侧弯。

成人脊柱侧弯是椎间盘开始老化所导致的畸形，引起退化和后脊髓元素缺乏，特别是关节面功能。最终预期相关脊椎部分的绕轴旋转造成脊柱侧不稳和随后的松弛，甚或加重脊柱韧带负担。

2. 退化性特发曲线

被诊断为婴幼儿、幼年或青少年脊柱侧弯患者的小孩，曲线随年纪进一步进展。即使曲线源自小孩时期，其退化与老化相关，导致进一步加剧曲度。

3. 继发性原因

有许多原因引发成人的弯曲，如肿瘤、骨折、创伤或意外。

非结构性脊柱侧弯

非结构性或功能性脊柱侧弯是另一种疾病类型。结构性脊柱侧弯由潜在的脊柱疾病或失调引发,而非结构性脊柱侧弯则不一定直接由任何脊椎问题造成。在此,脊柱侧弯由身体其他问题、疾病、生活方式或其他原因所诱发。

非结构性脊柱侧弯可大致分为四种不同类型,包括:

→ 代偿性 —— 长短腿是主要导致非结构性代偿脊柱侧弯的潜在原因。此形式的脊柱侧弯由你身体努力适应腿部长度差异而引起。

→ 坐骨神经 —— 当你尝试将身体倾向一侧以控制及避免由坐骨神经引起的痛楚时,你可能会引发此形式的脊柱侧弯。

什么是坐骨神经?

坐骨神经是身体最长和最大的神经。疼痛感可沿着这神经到达下肢,引起严重不适、麻痹或刺痛。

→ 炎症 —— 由炎性病症(如阑尾炎或肌肉痉挛)引起的非结构性脊柱侧弯。

→ 姿势 —— 长时间姿势不正确导致的非结构性脊柱侧弯,可经特定方式进行矫正。

有别于结构性脊柱侧弯,功能性或非结构性脊柱侧弯是可逆转的。换句话说,如可控制其恶化因素,脊柱可回复到正常排列。

根据弯曲位置分类

除上述情况，该曲线位置和类型也可用作分类脊柱侧弯，而我们可按照这些标准区别：

1. 胸椎侧弯：此类型脊柱侧弯出现在胸部位置的脊柱弯曲，一般在背部中间靠右。

2. 腰椎侧弯：顾名思义，集中在腰或下背位置。同时，弯曲通常出现在脊柱左侧。

3. 胸腰椎侧弯：在这情况下，曲线主要位于胸椎和腰椎交汇点。

图解

脊柱侧弯类型 —— 按曲线位置分类

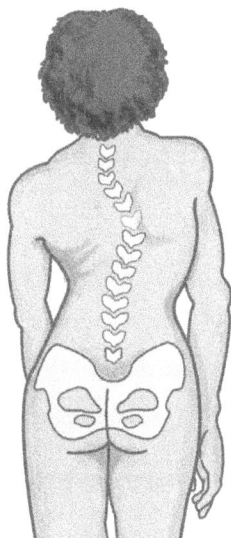

胸椎曲线

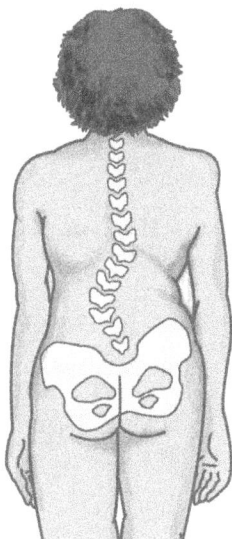

腰椎曲线

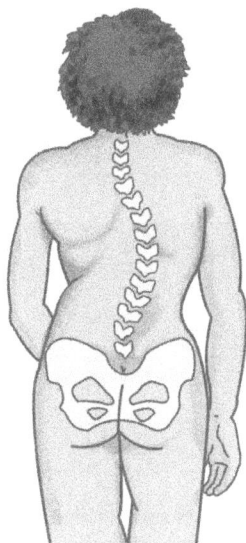

胸腰椎曲线

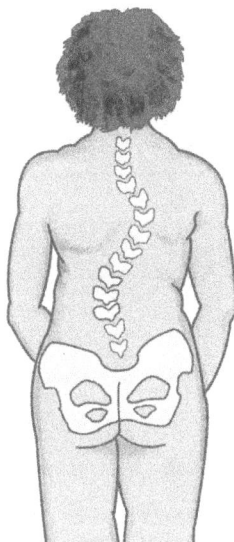

双主曲线

脊柱侧弯类型

(1) 结构性脊柱侧弯 (根据成因的非逆转弯曲)

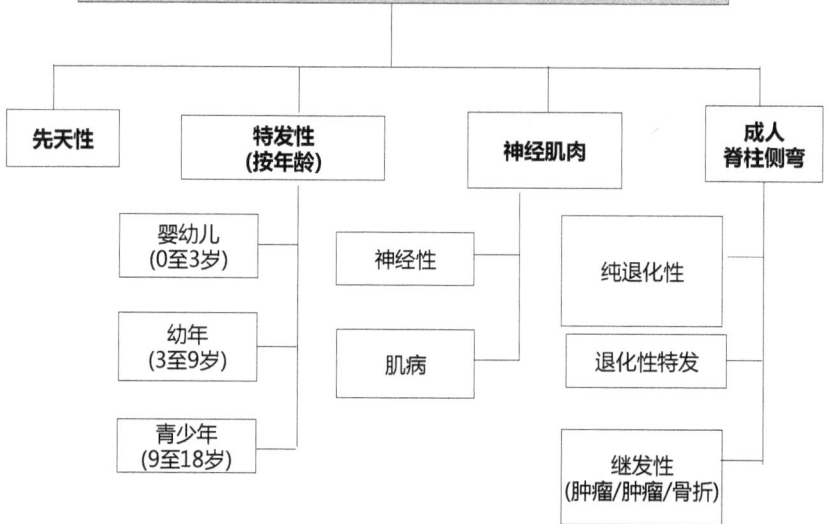

- 先天性
- 特发性 (按年龄)
  - 婴幼儿 (0至3岁)
  - 幼年 (3至9岁)
  - 青少年 (9至18岁)
- 神经肌肉
  - 神经性
  - 肌病
- 成人脊柱侧弯
  - 纯退化性
  - 退化性特发
  - 继发性 (肿瘤/肿瘤/骨折)

(2) 非结构性脊柱侧弯 (根据成因的可逆转弯曲)

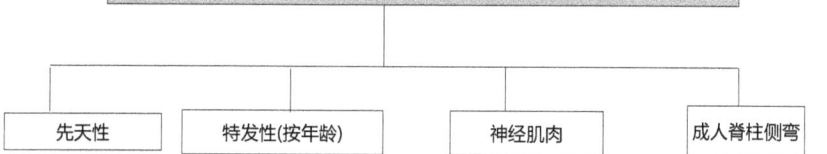

- 先天性
- 特发性 (按年龄)
- 神经肌肉
- 成人脊柱侧弯

(3) 根据弯曲位置分类

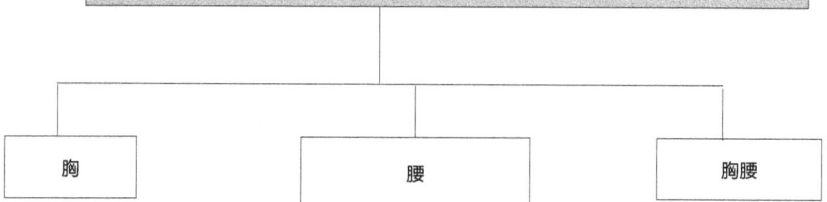

- 胸
- 腰
- 胸腰

第四章
认清疾病

我们将在本章谈及重要的脊柱侧弯征兆,不论是常见还是罕见... 我们将教你如何识别小孩和成人患者外表的初期变化,并将讨论脊椎侧弯相关的不同形式疼痛。同时,你将看到更多不常见但很重要的征兆(如气短和胸部疼痛),此类征兆指出你需要立即就医。

身体异常

外表出现失衡是脊柱侧弯主要征兆,使小孩和成人姿势和脊柱曲度出现明显改变。专科医生称这些改变为脊柱弯曲方向异常或失衡,对我们身体每个部位和系统都有潜在影响。

了解脊柱侧弯如何影响和改变你的身体是认清这疾病的第一步。简而言之,脊柱畸形可能会:

→ 改变你的外表

→ 令你日常活动出现变化,包括坐姿、站姿和走路姿势

→ 变更你整个生活方式

随后部分我们将会为你提供详尽和容易跟从的指导，教你由外表、痛楚特征和其他较少见征兆(如气短和胸部疼痛)，识别疾病状况。而之后的章节，你将学会分析你的症状情况，并根据不同阶段考虑进行畸形矫正手术。

脊柱侧弯的初期症状在所有年龄组别可能有点相似，但有些骨胳上的改变在幼儿和青少年则较突出且易于识别。我们在此提供于较年轻群组中可能发生的十大外表变更症状列表，特别是骨胳系统方面的变更。

脊柱侧弯的十大变化

1. 一边肩胛骨较另一边高

2. 肩膀可能看起来很圆

3. 一边髋关节较另一边突出

4. 一只手臂较另一只长

5. 一边腿较另一边短，而且躺下来更明显

6. 衣服穿起来不平均

7. 胸部出现下陷

8. 不对称腰线

9. 胸腔一侧较明显

10. 腹部皱褶异常

重要事项

整个身体均直接或间接由脊柱连接。因此，脊柱改变将变更整个身体排列，引发异常、受损、功能下降和关节疼痛。

下面我们将更密切注意上述的部分征兆：

→ 为何肩膀出现高低？

- → 脊柱侧弯凸起的一边较凹陷的一边为高。
- → 为何整个身体看起来像错位？
- → 一个正常健康成人的骨骼结构，其颅骨顶部与骨盘中央应该完美排列。此排列不会在脊柱侧弯的继发性状态下发生，因为脊柱的侧向弯曲会造成整个身体错位。
- → 为何一边髋关节较突出？
- → 此状况尤其会发生在下背明显弯曲的状况，并造成脊柱侧弯最突出的身体征兆。
- → 骨干的皮肤会出现什么征兆？
- → 暴露征兆的状况，如神经纤维瘤疾病可能在骨干皮肤出现一小片红肿、粗糙或较多毛。

小知识

脊柱侧弯所带来的任何身体变化通常首先由家庭成员或朋友发现，把脊柱侧弯误以为是肌肉问题是非常常见的陷阱。请在你发现相关症状时立即向你的医生咨询，否则，你可能会经历到病情急剧恶化！

你将会在后面的章节看到更多有关检测脊柱侧弯是否存在的测试，特别是根据骨骼结构上发生变化的测试。

除上述以外，专门识别婴儿和新生儿的脊柱侧弯：

- → 婴儿背部或胸部一侧明显隆起
- → 婴儿可能躺在其中一侧

> **重要资讯**
>
> 大多数出现在小孩身上的脊柱侧弯早期征兆不易被察觉，直到后期曲度恶化才被发现。因此，必需留意学校定期筛查中所检测到的任何细微征兆并寻求医学意见。早期发现的脊柱侧弯可协助医疗人员停止或减缓曲度进展。

成人初期征兆

除了上述在较年轻群组可观察到的症状外，成人也会因为脊骨压着神经系统，出现某些外身体变化和异常。在此情况下，你可能会注意到其中一些症状：

- 尿失禁或膀胱失控

- 肠失禁或肠失控

- 男性的勃起功能障碍或不能维持勃起

部分其他只会在成人身上出现的症状：

- 女性的胸部大小不同

- 胸腔高度不同

皮肤质地和外观上可见到的分别，尤其脊柱的两侧皮肤。

关于疼痛

在我们进一步探讨脊柱侧弯与疼痛的关系前，先花数分钟了解疼痛的感觉。你可感到痛楚，但那是否只是一种不适的感觉？你能否忍受那种疼痛感？抑或，那是你身体出现异常的征兆？甚至，那是否在不久将来可能会发生疾病或损伤的征兆？

专科医生将疼痛定义为一种由感觉神经元传送到大脑的不愉快感觉。除了是纯感觉以外，也包括以下三方面：

→ 身体意识到疼痛

→ 不舒服的感觉

→ 主观/个人化的不适感觉

脊柱侧弯与疼痛

不论年龄，如果你的脊柱弯曲只在初始阶段，大部分时间你都不会感到痛楚，正正是脊柱侧弯开始时往往被忽略的原因。然而，也有某些情况，由于肌肉不正常收缩、痉挛或由曲度引起的附带问题，导致脊柱侧弯患者在初期已出现疼痛感。

脊柱侧弯的疼痛感哪里来？来自骨胳或是肌肉？是神经性疼痛或是真正的痛？专科医生表示，一切都源于肌肉。简单而言，脊柱侧弯的痛楚是来自受损位置周围的肌肉。由于该些肌肉会不断收缩而且不会放松，一月复一月后，致令全身酸痛，最终变成脊柱侧弯所带来的疼痛感。

疼痛的特征

背部和持续的肌肉疼痛通常是脊柱侧弯最常见的初始特征之一。这类疼痛可能具有以下一个或多个特征：

• 当你坐下/站立时会尤其疼痛，侧卧或仰卧时会有所缓解

• 不论姿势，持续疼痛

• 当你站着或走路时，疼痛由你的脊柱到达髋关节、腿或手臂

在特定的健康状况如退化性脊柱侧弯，其伴随的疼痛有自己的典型特征。退化性脊柱侧弯的疼痛感一般具有以下一种或多种特性：

→ 随时间增加并开始与身体活动相关。

→ 早上的时候最痛,然后慢慢随活动减轻。

→ 由于压力施加在脊柱的关节面,站立或行走会较坐下时痛。

→ 站立或行走会感到疼痛,双腿尤甚。

值得注意的是,经常有争论关于脊柱侧弯是否真正存在,还是只是患者把不舒适的感觉视为持续或慢性疼痛。研究指出,脊柱侧弯所带来的痛楚约8至10级,而最坏的牙痛最多约6级。

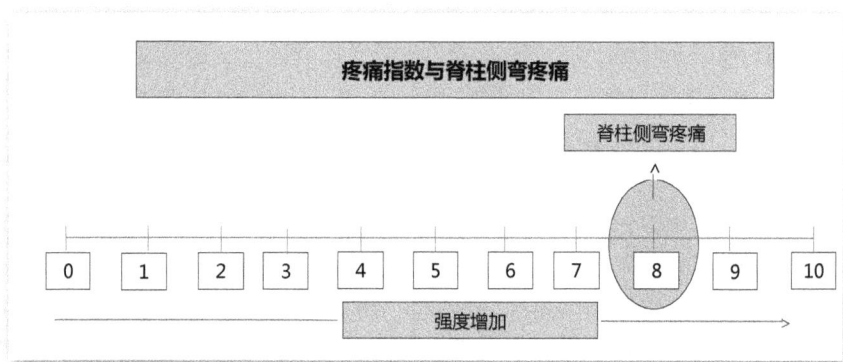

疼痛指数与脊柱侧弯疼痛

脊柱侧弯疼痛

| 0 | 1 | 2 | 3 | 4 | 5 | 6 | 7 | 8 | 9 | 10 |

强度增加

疼痛形式

脊柱侧弯患者的所有疼痛感觉主要被专科医生分成两类讨论,覆盖病症所有身体失调和任何与心理相关因素。

有症状疼痛

这形式的疼痛与影响脊柱的原因相关,来自脊柱、背部肌肉甚或某些内脏器官,可能由各种因素引起,如骨与骨之间的接触、神经或器官压迫等。

心身疼痛

在有些情况,病人怀疑脊柱侧弯诊断呈阳性而引起恐惧。在目前没有实际痛楚时,这恐惧感开始造成忧虑,产生疼痛症状。与身体的有症状疼痛相反,这类型疼痛感来自心理。由心理情绪导致的疼痛通过接受知识和行为治疗会较实际临床治疗的效果更佳。

脊柱侧弯的疼痛与位置

脊柱侧弯患者所经历的痛楚程度取决于不同因素(如年龄)及最重要的是,曲线的位置。

例如,大多数情况下,胸椎或上背曲线即使达90至100度,都不会引起太多痛楚。而另一方面,超过45度的腰椎则会导致大部分时间的疼痛感。

肺功能异常和胸部疼痛

有些问题可影响器官群及全身与其相关的功能,包括呼吸道、心脏、肺或血管。仅供参考,气短被临床称为呼吸困难,而过量和急促呼吸则被专科医生叫作换气过度。

当你的胸椎侧弯有约70度以上,异常弯曲开始冲击你的心肺空间。如这情况持续一段时间,你的心肺功能可能作出妥协,从而导致气短和胸痛。

研究显示,若不及时治疗,0.2至0.5%脊柱侧弯个案最终导致胸腔空间受限,影响最佳的心肺功能。在此阶段,你的肺被迫加强工作,并变成气短,甚至胸痛。

气短主要是第三阶段的脊柱侧弯症状(见下表),代表此症状不是在脊柱弯曲前即时入侵。相反,症状只会随曲线恶化出现,影响你的胸或肺。你的脊柱曲度扩大会扭曲你的胸腔,然后在心肺增加大量压力,导至明显气短或呼吸困难。换言之,由于此状况,你的胸部空间减少,抑制你自由呼吸的能力。

已有研究显示，弯曲位置与气短有所关连。比方说，一名拥有超过50度胸椎曲度的患者，其气短甚至死亡的风险也相对较高。

脊柱侧弯与气短

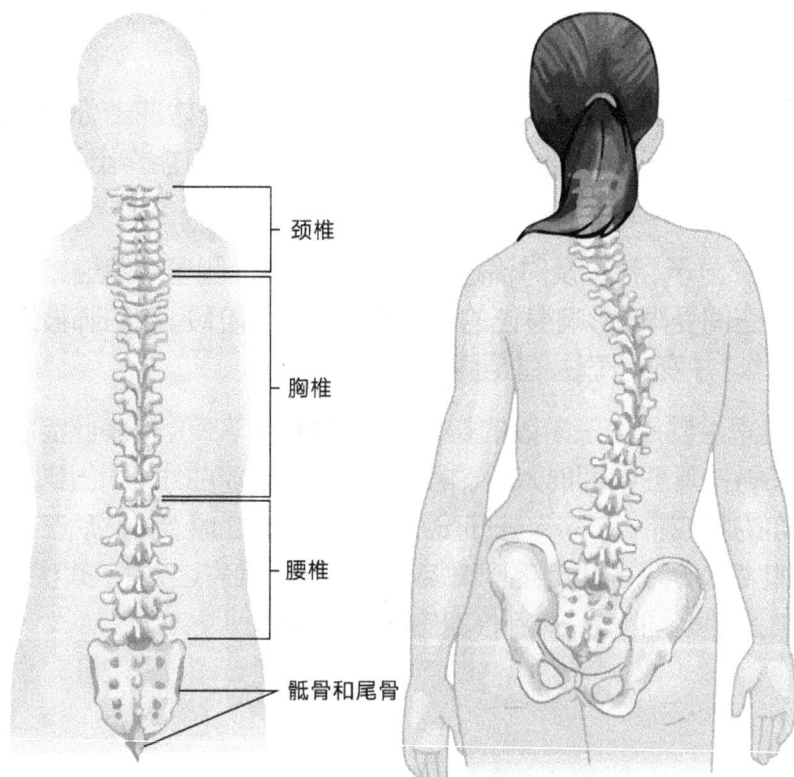

颈椎

胸椎

腰椎

骶骨和尾骨

经过多年的初步诊断后，我们了解到气短和胸痛可代表脊柱侧弯的症状或侵袭征兆。早年就被确诊患上脊柱侧弯的年青人，当中很多于10至12年后(即假设曲度已停止恶化)会表示出现气短和胸痛。

脊柱侧弯三阶段征兆

阶段	症状	即时可见	导致疼痛	可检测	就医
阶段 1 初次发病	姿势轻微改变	没有			
	脊柱曲度		没有		
	身体不平衡/不对称			是，经筛查	可控制
阶段 2 恶化	姿势明显倾斜	有时			
	脊柱曲度突出		轻微疼痛发作		
	身体不平衡/不对称恶化			是，经筛查	可控制
阶段 3 严重曲度	外观大变	是			
	身体残疾		慢性，不断		
	气短，胸痛			是	支架，理疗，手术

第五章
检测与诊断

我们已知道预示脊柱侧弯可能发生的初期征兆，现在将介绍用作筛查的诊断工具、探讨各种筛查概念的利弊，以及讨论筛查工具的各个方面。

筛查 —— 过程、各方面、利与弊

筛查是临床术语，代表在进行医疗检查时的一组检测疾病过程。套用到脊柱侧弯，筛查是指鉴定在很多情况下未能识别的脊柱侧弯身体检查。

这部分的主要目的是确认或反驳姿势分析评估，并将外在观察到的畸形与内在脊柱变形的严重性关联起来。

美国慢性疾病委员会(The American Commission for Chronic Illness)将筛查过程定义为"通过测试、检查或其他可快速被应用的程序，为未识别的疾病进行初步诊断"。

> ## 重要资讯
>
> 诊断过程由识别初期征兆的状况开始，再以身体动作测试进行筛查，最后测量曲线。
>
> | 初步筛查 | ⇨ | 体格检查验证 | ⇨ | 测量曲线 |
>
> 我们已在本章第一部分谈论过，但我们仍会将重点放在筛查，然后接下来将会讲解测量曲线。

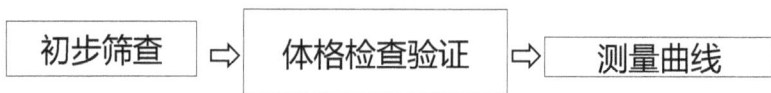

脊柱侧弯筛查 —— 目的

脊柱侧弯筛查主要根据身体动作进行检测。为了为大多数的小孩提供检查，脊椎侧弯筛查最常在学校进行。

就这点，可以协助我们思考为何筛查对脊柱侧弯如此重要。专科医生指出，对疑似脊柱侧弯病例进行生理评估，主要是为了排除其他脊柱畸形的可能病因，是一种排他性诊断。初步筛查有助临床医生排除其他弯曲及与曲度相关的继发性病因。举个例子，需要通过筛查排除的小部分继发性病因包括：

- 结缔体素遗传性疾病，如埃勒斯-当洛综合症和马凡氏综合症
- 神经系统失调，如脊髓空洞症、脊髓栓系综合症和大脑性瘫痪
- 肌肉骨胳问题，如发育性髋关节发育不良、先天性颈椎缺少或融合等

学校筛查 —— 各方面

美国很多州已设定指引，在学校推行强制性或自愿性脊柱侧弯筛查计划。以下部分将会就筛查过程各个方面进行探讨，并

突出研究亮点。此外，我们将根据筛查计划，尤其学校计划的效率、利弊和需要进行分析。

青少年特发性脊柱侧弯的发病率较其他形式高得多，已成为公认的事实，进一步反映诊断和筛查踏入青春期学生的需要。

一直以来，学生通常按年龄群组进行筛查，包括：

→ 第一种情况 —— 10至15岁男女生

→ 第二种情况 —— 10至12岁女生和13至14岁男生

以下我们将为每个情况作多一点解说。

第一种情况

当10至15岁小孩进行筛查，可让其及早检查到脊柱曲线，进一步防止他们经历其他并发症。然而，此过程昂贵而且漫长。

第二种情况

保健团队选择性地集中为高风险小孩进行筛选，可能会错过很多其他个案。

同时，如果不进行筛查，可以减省大量时间和资源。但，长远而言可能会因为进一步的并发症和曲线恶化而令成本更高昂。

值得注意....

有了这样大量而广泛的筛查计划，为何仍有很多小孩并未确诊？专科医生指此乃归因于穿衣与时尚风格。由于很多青少年，特别是10多岁的青少年，喜欢穿着宽松的服装，令弯曲很容易会被忽略！

讨论

过去数十年，脊柱侧弯筛查已几乎成为学校定期体检不可或缺的一部分，特别针对青少年特发性脊柱侧弯。在前面的章节，我们已为你展示为此年龄群组及早进行脊柱侧弯检查的重要性，以避免曲线进一步恶化。

很多政府部门所发出的定期研究报告和指引均支持进行脊柱侧弯常规筛查并公布针对曲度的进一步治疗。美国矫形外科学会(The American Academy of Orthopedic Surgeons)建议定期筛查11至14岁年龄群组的女生及13至14岁年龄群组的男生。另外，美国预防医学工作组(U.S. Preventive Services Task Force)在1996年也向医生发出指令，要求他们在例行身体检查时，对青少年的脊柱曲度保持警觉。

然而，定期筛查的高警觉和巨大压力也有另一缺点。为检测出青少年不明显曲线，学校出现过量转介学生。而且也有一系列研究显示，就算通过利用多种诊断工具，过量转介仍然出现，意味着并不只是身体筛查才出现过剩的转介个案。

同样，指令和指示之间也存有矛盾。例如，美国儿科学会(American Academy of Pediatrics)规定，在10、12、14和16岁的正常体检时，需要进行亚当前屈测试(Adam's Forward Bend Test)。不过，就如刚才指出的矛盾，这些建议并未有任何现有证据支持。

即使学校以外地方，也建议为易受脊柱侧弯侵袭的年龄群组小孩，进行定期检查。美国儿科学会建议每年为10至18岁男女生进行健康探访，希望在体检中加入例行背部检查，为异常弯曲提供特别关注。

身体检查

在前面的章节,我们知道脊柱侧弯的初期征兆可预示着脊柱畸形的存在。明显姿势变化或骨胳结构失衡,进一步指明需要一个更系统化和以结果为本的脊柱侧弯筛查方法。

为此,详细体检配合神经系统测试是完成姿势分析后的第一步。当为疑似脊柱侧弯病例进行检查,体检可能会找到以下:

- 明显失衡问题

- 动作限制

- 肌肉无力

- 痛楚或不适

- 肢体反射

- 知觉问题

在此类体检,医生将透过三个主要视图为你评估,包括:

- 前视图

- 背视图

- 侧视图

检查应要全面(到一个可接受极限),并注意以下任何存在的情况:

→ 可见的脊柱不对称

→ 肩膀高度、腰线、胸腔和乳头水平不对称

→ 由于躯干不在骨盘中央,可能会造成躯干代偿失调征兆

→ 为脊柱旁隆起触诊,即检查员将尝试在沿着或平衡脊柱的肌肉内,寻找任何水平或结构异常

→ 明显腿部长度差异

此外，你的医生可能会要求你以脚尖和脚后跟走路，这可展示下肢肌肉群组轻微的肌肉无力的存在征兆。

再进一步，脊柱侧弯体检最好应包括坦纳阶段(Tanner Stage)评估，其关键在于真正的弯曲恶化一般出现在坦纳阶段的第二或第三阶段。

什么是坦纳阶段？

坦纳阶段或坦纳标准是一个计算小孩、青少年和成人身体发育的指标(见下图)。根据外在主要和次要性别特征进行身体测量，如阴毛生长、乳房和生殖器大小等。

除上述外，你也可能会被要求检查神经失调，测试包括反射、肌肉功能和神经知觉。

根据以上，你可进行亚当前屈测试和以脊柱测量计测量，进一步验证和量化结果。

坦纳阶段

	I Preadolescent no sexual hair	I preadolescent
	II Sparse, pigmented, long, straight, mainly along labia and at base of penis	Papilla Areola II Breast budding
	III Darker, coarser, curlier	III Continued enlargement
	IV Adult, but decreased distribution	IV Areola and papilla form secondary mound
	V Adult in quantity and type with spread to medial thighs	V Mature female breast

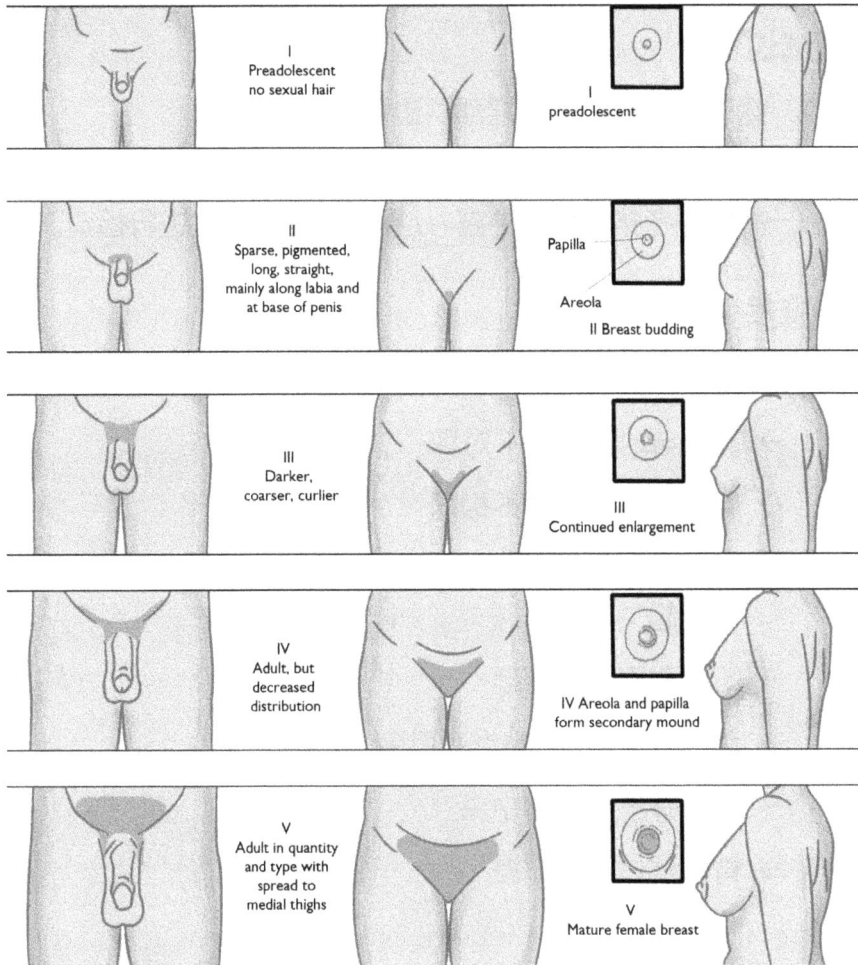

亚当前屈测试

亚当前屈测试通常是在发现任何脊柱侧弯的姿势甚或轻微可见弯曲等初步征兆后,第一个适当的诊断技术。这测试也是学校和儿科医生常用于测试脊柱弯曲的存在,特别是在初步姿势分析显示脊柱侧弯机率后采用。

亚当前屈测试普遍在中学时期进行，原因是为了与青春期快速生长阶段相吻合，并主要基于你背部表面形貌作出检查。

测试过程

1. 躯干向前弯曲90°，摇动两边胳膊。
2. 双脚放一起，膝盖锁定。
3. 需要患者整个背部外露，让脊柱完全可见以进行检查。

检查员要寻找什么？

→ 不对称肩高

→ 髋骨与地面距离不对称

→ 肩膀与地面距离不相同

→ 由椎骨旋转所引起的胸腔水平不平均，通常被称为"肋骨突起"

→ 不对称肩胛骨隆起

→ 单侧腰椎(下背部)椎旁肌突起

→ 头部并不在身体中央

→ 脊柱整体横向偏差

前屈测试是什么？

前屈测试对于普罗大众来说，是一个易于使用、方便快捷寻找脊柱侧弯具体征兆的方法。虽然不能测量曲度，但如果列表中所显示的征兆在测试中发现，能为你脊柱侧弯诊断作部分确认。

亚当前屈测试

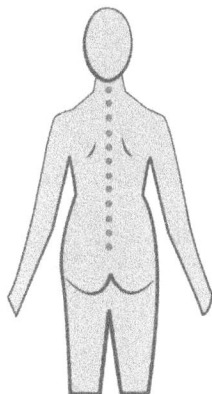

正常
躯干对称，头部
和骨盘呈直线；
肩膀平坦

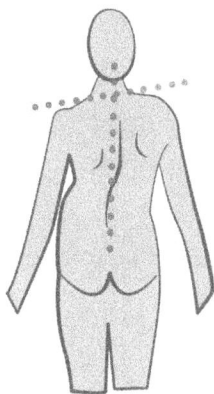

可能患脊柱侧弯
头倾向一边臀沟而
非成直线；
肩膀不平坦

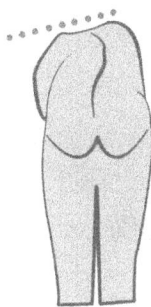

可能患脊柱侧弯
驼背，通常在
右胸椎范围；
肩胛不对称

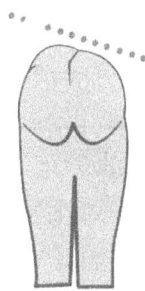

可能患脊柱侧弯
驼背，通常在
左腰椎范围；
腰部不对称

关于研究

有关亚当前屈测试使用和效率的争议辩论多不胜数。最典型的论点是：

– 这测试是否能准确排除其他出现的状况？

– 除明显弯曲或倾斜姿势，会否考虑到其他可能的异常？

– 测试有否顾及可能存在于脊柱其他部分的弯曲，特别是腰椎和颈椎？

现在就让我们根据这些争议作更详细研究。

大多数人认为亚当前屈测试相当准确、可靠，因此，通常被用作进一步的简单姿势分析。

测试更被认为是最简单的筛查方法之一，即使父母或教师都可在没有任何装置或工具协助下进行。研究显示前屈测试是一种相对便宜且快捷简单的测试方式。

过去，前屈测试一直被认为是可靠的脊柱侧弯判断方法。由Karachalios等人进行的研究显示，此测试拥有84%灵敏性和93%具体性。同时，也提出了第一个有关此测试的争论，指出亚当前屈测试错误诊断病例当中约15%，而且可能没有顾及到腰椎或下背部曲线，而由于这些位置出现弯曲相当普遍，令测试变作昂贵的误诊。另外，研究也表示，亚当测试未必能检测到肥胖小孩的体内曲线。

使用脊柱测量计

当亚当前屈测试呈阳性征兆，医生可能会使用脊柱测量计实现两个目标：

> → 验证前屈测试结果，量化测试中的左右不对称

> → 测量实际曲度

脊柱测量计是在前屈测试后的进一步脊柱侧弯筛查，量化躯干不对称。

也被称为倾角计，是一种非侵入性和易于使用的便携式设备，用作测量躯干不对称程度。

在任何椎柱旁突出(腰/胸)的结果读数超过5度，一般被认为是阳性。

如何操作？

脊柱测量计就像一个木匠的水平仪，为你提供躯干旋转角度读数。医生普遍会跟从以下步骤使用脊柱测量计：

→ 小孩弯腰至与地面平衡；肩膀与髋骨水平相若；双手尽量触及脚趾。

→ 检查员按个别学生，调整其弯腰水平至最容易判断脊柱畸形的程度。此类在胸椎或腰椎范围的畸形一般被称为"驼背"。

→ 检查员将视线保持与学生背部同一水平。

→ 他将脊柱测量计轻轻以正确角度跨放在身体上畸形位置，首先在中间胸椎范围测量对应于最高点的畸形（顶点），然后到中间腰椎范围。

→ 整个过程重复两次，而两次之间，患者会被要求回到站立姿势。

　仪器上的数字标记 ＝ 躯干顶端旋转引起胸部两侧高度差异的角度 ＝ 顶点躯干旋转角度。

脊柱侧弯测量计

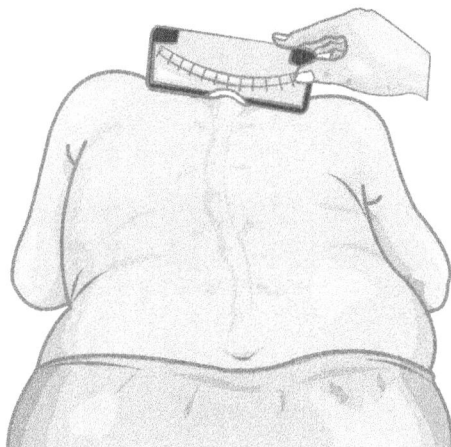

值得注意的是,脊柱测量计可能检测出未被亚当前屈测试检查出来的脊柱侧弯。一项研究检查了965名六年级学生,发现当中136名学生虽然在较早前通过前屈测试,但使用脊柱测量计则显示出异常读数。类似研究也显示,用作测量曲度的躯干旋转角度与Cobb角之间的可能相关性。不过,有证据表示,虽然脊柱测量计准确度较高,但仍不能用作替代测量椎体旋转的电脑断层扫描。

另一个支持使用脊柱测量计的特性是,除了方便使用,更提供参考指引,从而标准化整个脊柱侧弯筛查过程。

为此,您可能会发现使用以下手机应用程序(如脊柱侧弯跟踪和脊柱测量仪)所带来的方便,有助在家监控。由本人和程序设计团队共同创建,两个应用程序目标通过iPhone、iPad和Android设备为用家带来脊柱测量计功能。脊柱测量仪协助测量曲线,而脊柱侧弯跟踪则提供其他功能,如图表或存储用家背部的相片记录。两个应用程序已被证明是一个可靠准确并适合在临床环境使用,更是最安全创新的脊柱侧弯状况跟纵方法。

欲了解更多资讯,请浏览:www.HIYH.info,观看视频展示和下载应用程式。

转介

完成前屈测试和脊柱测量有助了解个案是否需要进一步转介以测量曲度。如果你符合以下一或多个条件,你将被建议向专科医生咨询:

→ 明显脊柱曲线

→ 在前屈测试时,上或下背部一侧突出

→ 任何脊柱水平在脊柱测量计读数超过7度

→ 背部呈圆形,即使头、颈过度伸展都未能使背部变平

→ 其他相关征兆,如不平均肩膀、髋骨或腰部皱褶

基因检测

相比其他措施如支架和手术，基因检测被广泛视为使用管理脊柱侧弯预测技术的第一步。

医学研究已取得重大进展，为诊断提供具体遗传标记，用以预测小孩是否遗传易患上脊柱侧弯的体质。

于2009年，科学家和专科医生在病人身上进行研究，发现特定遗传标记在若干年后可预测脊注侧弯曲线状态。通过一系列根据基因的调查，遗传学家瞄准基因内的单核苷酸多态性标记，认为其与青春期特发性脊柱侧弯发展和恶化有着明显关联。

可留意的是，使用此基因测试预测脊柱侧弯恶化水平，有潜力转变整个脊柱侧弯治疗方法。相比其他测试，基因测试对使用支架甚至手术的脊柱侧弯患者有更大影响。

谨记要点

即使研究表明你的基因令你易受疾病攻击，但并无具体证据显示两者直接关联。因此，就算被诊断出拥有这些遗传标记，也不代表你患有脊柱侧弯。

这是什么意思？

对于普罗大众，基因测试代表着脊柱侧弯测试的一大突破，更容易把曲线检测出来。然而，我们需要注意基因测试并非用作诊断脊柱侧弯的基本筛查，而是在小孩确诊脊柱侧弯后，使用脱氧核糖核酸(DNA)标记预测曲线的退化程度。

Scoliscore™ —— 突破

我们已知道脊柱侧弯基因测试的基本知识,现在就更详细讨论特定测试。

一个由Axial Bio-Tech研发,名为Scoliscore™的基因测试,以脱氧核糖核酸为基础的分子检测,声称能预测一个小孩是否容易患上脊柱侧弯及其发展程度。除为脊柱侧弯患者提供心理舒缓外,这测试更被视为重大的省钱方法,有助节省治疗和不必要的就诊费用。然而,其也有一个缺点。专科医生指出,目前测试只能用于9至13岁、曲度少于25度的白人青少年,而且明显不适用于婴幼儿或幼年特发性脊柱侧弯患者身上。

ScoliscoreTM可使用于脊柱弯曲度为10至25度、9至14岁的年龄群组。跟从测试,脊柱侧弯患者被分为三大类:

- 退化风险较低

- 退化风险中等

- 曲线退化极有可能超过45度

为进行测试,以患者的唾液作为样品,再对应所列出的脱氧核糖核酸标记进行测试。取得的唾液样品,其结果分为1至200等级,当中50代表低风险,而180至200代表高风险,亦即未来较大可能需要进行手术。

影像测试

影像测试用于检测个别人士的脊柱弯曲程度。

你的保健人员可能会依据不同情况建议不同形式的影像测试。例如,当你在基本筛查测试(如前屈测试或脊柱测量计),你会被建议用其他方法,如X光片拍摄以评估曲线程度。

同样，如果患者出现左胸曲线、不寻常疼痛、异常神经症状或其他征兆，由于这些症状可能预示由肿瘤、脊椎前移或脊髓空洞症等状况，他们会被建议使用核磁共振成像。

部分常见的测试包括：

- X光片
- 电脑断层扫描
- 核磁共振成像
- 脊髓造影
- 椎间盘造影

我们将于下一步为你提供部分重要测试的简明见解。

X光片

当小孩经过初步筛查并检验出疑似脊柱侧弯个案后，他会被送到拍摄X光片，一种最经济和最常用的成像测试。X光片成像测试是以胶片吸收穿过身体的电磁辐射，基本是一个无痛和非侵入性测试。通过一个相对较短、少于100埃的波长，X光片能穿透不同厚度的固体物质。图像随后会被用于诊断和识别曲线和其延伸程度。

重点

如果你在小孩或青少年时期为脊柱侧弯拍摄过X光片，谨记保留你的报告，万一将来你出现背部问题时，你的医生可以用作参考。

典型的脊柱侧弯X光片

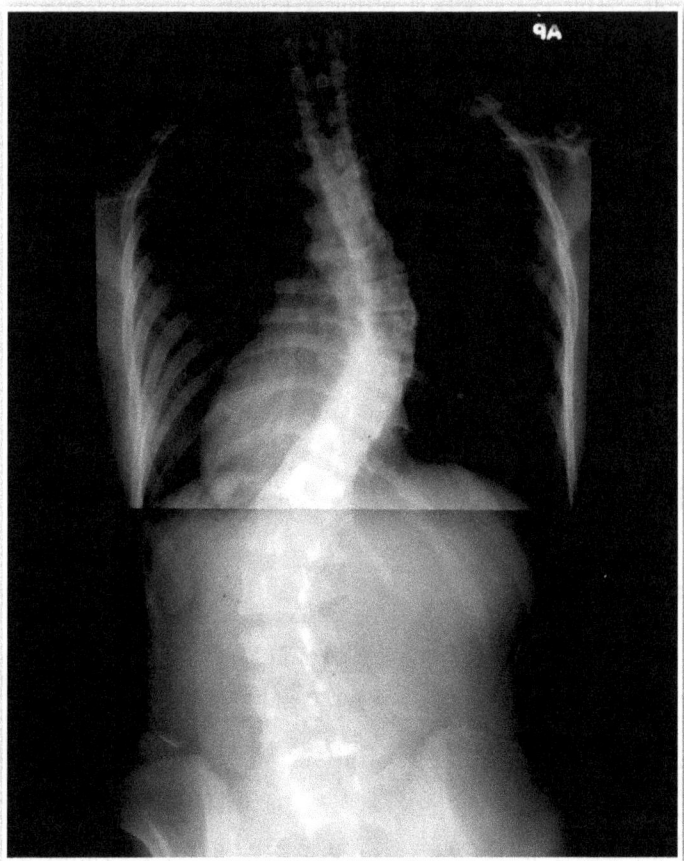

除识别脊柱侧弯曲度和其延伸程度外，X光片也有助找出其他脊柱畸形，如驼背和脊柱前凸过度。在青少年身上，X光片也可帮助确定骨骼成熟，令医生更了解曲线的可能发展。

如何操作？

针对脊柱侧弯，只需对着你面前的X光机站直，并按指示维持姿势。机器使用低剂量的低波长电磁能拍摄图像以作分析。

核磁共振成像

核磁共振成像为一种先进的成像测试，一般在进行X光片作初期诊断后才建议使用。对于脊柱侧弯患者来说，这测试有识别脊髓和脑干异常的能力。

进行中的核磁共振成像
(Magnetic Resonance Imaging)

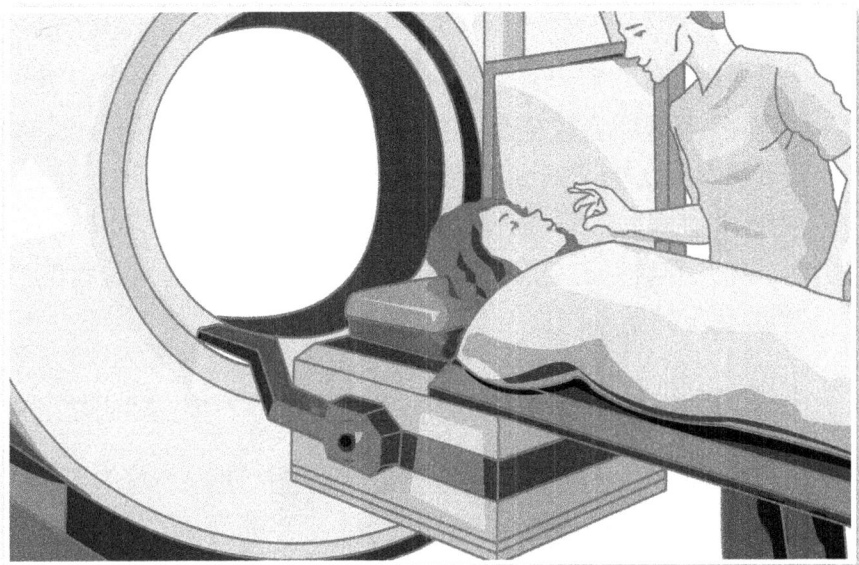

核磁共振成像常被选为首选的脊柱侧弯测试的其中一个原因是，除了骨骼，它更可提供软组织的清晰图像，令任何因此而引起的脊柱畸形无所遁形。

如何操作？

在核磁共振成像扫描进行时，你会被指示躺在一张狭窄的桌子，然后通过一个隧道形状的结构。该机器利用电磁波为脊柱拍摄图像，再送往作进一步检查。根据所需扫描的结构水平，核磁共振成像扫描可能需要20至90分钟。

电脑轴向断层扫描
(Computed Axial Tomography Scan)

电脑轴向断层扫描成像测试，亦被称为电脑断层扫描，利用电脑产生一个详细的身体结构三维视图。基本上，它结合了X光片和电脑技术，提供更可靠和详细的脊柱侧弯分析。

重要资讯

如你患有幽闭恐怖症，谨记告诉你的医生。因为**电脑断层扫描可能会较核磁共振成像更适合你**，前者在一个开敞的空间进行，而后者则需要你在短暂的持续时间忍受一个隧道般的环境。(请留意本框内的粗体文字：电脑断层扫描与核磁共振成像并不可相互交换，因为两者的显示状况有所不同)。

由于电脑断层扫描提供脊柱横断面视图，让你的医生可看进你体内，精确定位任何脊柱畸形程度。到目前为止，电脑断层扫描被认为是最佳的可用成像测试之一，具备可产生描述骨胳图像的能力。

如何操作？

你会被指示躺在桌子上，然后慢慢通过一个像大环形的电脑断层扫描器。过程使用微弱X射线产生脊柱三维图像以供分析。

各成像测试的好与坏

	好处	坏处
X光片	经济、可迅速完成、减少接触辐射	未能探测软组织和脊髓变更
核磁共振成像扫描	提供骨骼和软组织详细图像，包括脊髓	昂贵、对幽闭恐怖症患者造成困难
电脑轴向断层扫描	可与其他检查(如脊髓造影和椎间盘造影)结合，提供准确结果并减少接触辐射，适合幽闭恐怖症患者使用	比核磁共振成像扫描的描述性较差，而且不建议准妈妈使用

其他测试

A) 血液测试

虽然血液测试用于婴儿身上相当罕见，但这类测试确实存在而且更是一个附加选择。要为脊柱侧弯进行血液测试，需从血细胞抽取约10毫升的血液作样品。

血液测试的基本原理是了解我们的细胞对褪黑激素的反应。研究显示个别患有特发性脊柱侧弯的人士对褪黑激素信号的传输模式有明显分别。

B) 生化测试

这测试以生物化学为基础，通过血液测试估量血液中的两类蛋白质，即骨桥蛋白和可溶性CD44水平。研究指出，血液中的骨桥蛋白水平与特发性脊柱侧弯发病率相关。事实上，相比较轻度脊柱侧弯病人，外科手术个案中的病人(Cobb角相等或大于45度)显示最高骨桥蛋白值。

而可溶性CD44是一种保护分子，可通结合自由骨桥蛋白，防止引发脊柱侧弯或脊柱畸形恶化。因此，外科手术个案中病人的可溶性CD44值最低。

筛查级别 —— 概览

第一步
姿势分析，一般通过观察进行
（倾斜姿势、可见曲线）

↓

第二步
亚当前屈测试
利用动作进行身体检查

↓

第三步
脊柱测量计
（测试曲线延伸程度）

↓

第四步
基因测试及其他测试(如需要)

↓

第五步
成像测试
（X光片、电脑断层扫描、核磁共振成像）

在一个步骤的诊断呈阳性，将会被建议进行下一个步骤

第六章
严重程度

你将详细知道有关最重要单元——测量脊柱曲线，即曲线程度。你会了解到各种曲线程度、如何使用Cobb方法测量，以及如何分类曲线。需完成测量和分类过程以决定采用的治疗方法。

我们已学到脊柱弯曲如何开始，并通过反射肩膀和骨盘水平，让你注意到姿势上的明显倾斜。你也可从他或她的外观，以及他们的走路、活动或坐下姿势，看到端倪。脊柱侧弯是有关于你的脊柱如何由于各种可被临床分析和识别的原因所引发出的弯曲。在身体评估中的一个可见不平衡特征，导致一连串筛查、使用各种临床工具，以及不同形式的成像测试。我们在此前一章看到的每个步骤，目标提供更高水平的验证，确认脊柱侧弯呈阳性反应。

一经确诊，医疗的关注焦点将转移到精确和可计量的测量和分类曲线。在这阶段，曲线程度会成为医疗关注的中心。由最初将重点放于通过筛查确定或否定脊柱侧弯，到现在把目光转移到为曲线进行定量分析。整个治疗方案的方向应根据曲线测量结果规划。因此，早期筛查、检测和量化脊柱侧弯曲线对治疗效果有莫大影响，进一步强调测量脊柱曲度的关键作用。

因此，测量和分类曲线过程的唯一目标是研发出一套护理计划，并从可用的治疗方法中作出选择。

关于度数

当脊柱侧弯被筛查并证实存在后，接下来就是关于曲线度数、分类、恶化等...

整个治疗计划以三个事实作基础：

→ 弯曲的成因(先天性、特发性、创伤、退化性等等)

→ 曲线所呈现的度数

→ 曲线恶化范围(根据各临床特征，以及基因和其他测试)

你可参阅第二和第三章了解更多有关弯曲的成因和起源如何影响治疗方式。曲线度数更是单一最重要决定治疗计划的元素，而曲线在未来的恶化程度(恶化范围)同样影响治疗计划。我们将会在以下部分讲解曲线度数，以及测量和量化曲线的方法。

在我们提供任何临床分析前，知道医学界如何根据曲线度数定义脊柱侧弯将对你很有帮助。

什么是脊柱侧弯的曲线度数？

度数是脊柱侧弯的计量单位，精确解释你脊柱的弯曲程度。曲度有助识别你的脊柱侧弯所处阶段，为你对下一步所需治疗提供更明确指标。

研究组织如脊柱侧弯研究学会(The Scoliosis Research Society)，将脊柱侧弯定义为以Cobb方法拍摄站立的射线照片所测量的横向曲度超过10度。你稍后可看到有关Cobb方法的细节。

脊柱侧弯可由轻微及可忽略程度到非常严重的脊柱曲线，因此所有关于脊柱曲度资讯对于准确了解你的状况非常重要。

测量曲线

大量工具、统计方法和几何方法被用来量度脊柱所存在的曲线程度。拍摄X光片后，这些工具将被用作评估度数。最关键目标是通过评估曲线可能的恶化程度，作为规划未来治疗方法的依据。

Cobb方法和Harrison后切线方法均可用于量度曲线。前者可用于矢状和冠状畸形，而后者则仅用于测量矢状畸形。

除用作测量曲线外，有其他可用方法通过脊柱旋转量度曲线程度。要做到这点，需要观察椎骨位置的椎弓根曲线，评估其与中线之距离，而中线是通过椎体中央的假想垂直线。最理想的是在非旋转椎体上，两边椎弓根与中线距离相等。在此，0至4级将用作描述椎弓根与中线的相距离。

Cobb方法

Cobb方法仍是最普遍被遵从和最被广乏接受的标准程序，用于测量脊柱侧弯曲度。以发明这方法的矫形外科医生而命名，Cobb角通过识别脊柱的椎骨末端部分以量度曲线，并利用绘画一组直线和直角线来量度曲线角度。Lippman在1935年引入这程序，在前后射线照片的椎体终板线画上直角线，用作分析脊柱侧弯曲线，此方法最后由Cobb在1984年将其普及化。

我们在以下列出测量Cobb角的步骤：

Cobb方法测量步骤

Cobb方法需要专科医生用来量度你曲线的严重程度。以下为一般Cobb方法所采取步骤。

第一步

以后至前视图方式站立拍摄标准脊柱X光片，让放射物从身体后方通过至前方。要拍摄这类X光片，医生会要求你完全站直并背对着X光机。图片将由颈部上方至骨盆，覆盖你整个背部。在某些情况下，医生可能要求拍摄前至后X光片，即你需要面向X光机。

第二步

识别曲线的椎骨末端，即椎骨的起点与终点。

第三步

你的医生会用手在X光片绘画两条直线，首先在结构弯曲中最高的椎骨前板上方画一条直线，然后在最低的椎骨底部再画一条。

第四步

在两条直线上方画上直角线，两条垂直线将在特定的角度相交。

第五步

你的医生将测量角度，即Cobb方法的实际读数。因此，此度数被称为Cobb角。读数会被记录于X光片报告作为结果的简要总结。

Cobb角

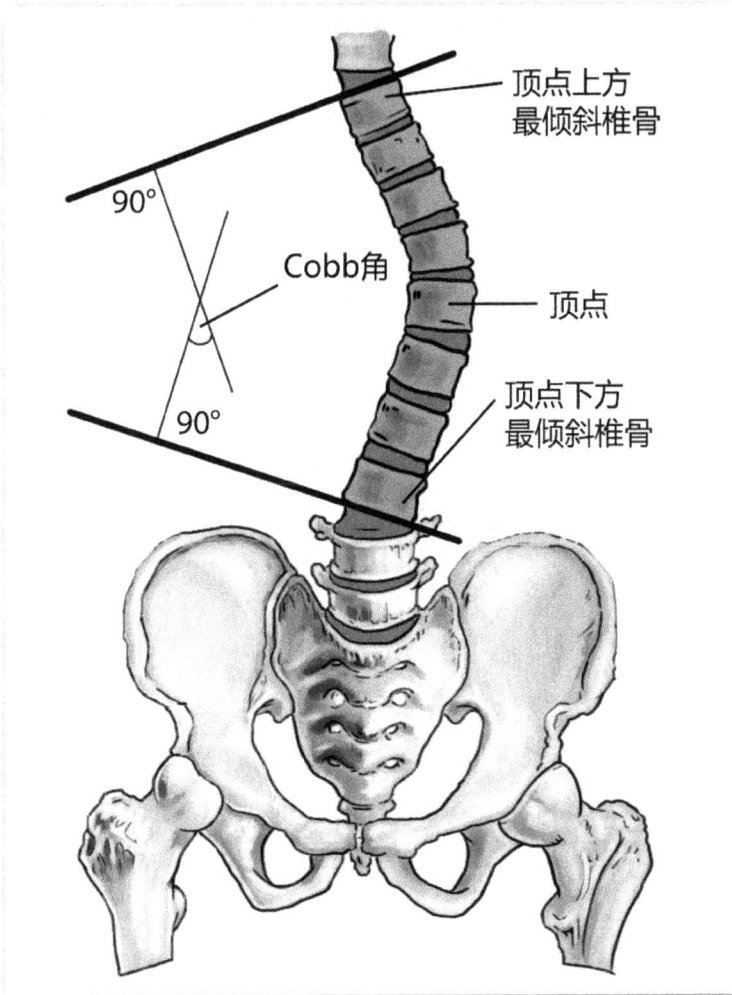

顶点上方
最倾斜椎骨

90°

Cobb角

顶点

90°

顶点下方
最倾斜椎骨

解读

Cobb方法结果通常有以下解读：

- 少于20度 = 轻微脊柱侧弯
- 25至70度之间 = 中度脊柱侧弯
- 超过70度 = 严重脊柱侧弯
- 超过100度 = 极严重脊柱侧弯

误差变化和范围

纵然Cobb方法仍是最常见用作量度曲线程度的方法之一,专科医生指出,此方法可能无法充分代表脊柱畸形的三维形势。有关于Cobb方法的研究展示来自多个来源的误差,以及其后观察者内差异范围由2.8至10度不等。专科医生警告,用作测量脊柱侧弯的X光片,由于每次的身体位置可能略有不同,所以保持3至5度误差范围对于使用Cobb方法很重要。根据脊柱侧弯研究学会报告,同一个矫形外科医生在一段时间所进行的相同拍摄X光片差异(观察者内差异)可能达5度,而两个矫形外科医生(观察者间差异)更可达10度。以下将再作解说。

正如建议所提及,各种因素会影响差异范围,即误差或相同患者在重复通过Cobb方法测量曲线时的读数范围:

- 由相同观察者多次测量

- 由不同观察者为相同病人测量

有足够研究显示,如骨胳尚未成熟、未完全骨化和终端椎体异常发展等因素可构成青春期特发性脊柱侧弯患者在测量角度时出现高度差异。有一个相关报告指在不同读数中,观察者内差异为正负9.6度和观察者间差异为正负11.8度。

椎骨质心测量

值得注意的是,最近有研究讨论利用椎骨质心测量畸形程度的可靠性,然而,此方法仍需要进一步研究确认。

我们已明白Cobb方法如何量度椎骨终板以评估你的曲线。由于终板的结构差异,令椎骨的表面角度难以测量。腰椎前凸的椎骨质心测量正试图解决这方面的问题,利用L1、L2和L5的脊体轮廓量度前凸角度。此方法被视为量度患者前凸角度的有效途径。

椎骨质心测量方法

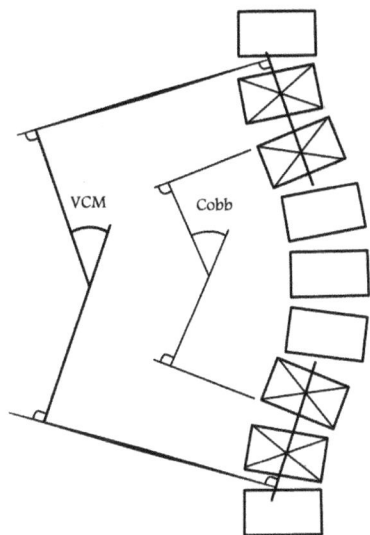

比较椎骨质心测量和Cobb技术所量度的脊柱侧弯曲线度数。缩写：VCM = 椎骨质心测量。

分类曲线

当完成初步筛查、诊断和曲线测量后，你可准备为你的曲线进行分类。脊椎侧弯曲线可按多个标准和方法分类。

我们将于本节为你介绍一些脊柱畸形外科医生在量度曲度后，最常用作界定脊柱侧弯曲线的方法概要。

第一和最常用的曲线分类方法是根据Cobb方法取得的度数作为基础。如同前面提及，我们将脊柱侧弯程度分类为四种：

→ 轻微脊柱侧弯：20度或以下；不是严重畸形及可能只需要基本监测

→ 中度脊柱侧弯：25至70度；即使没有即时风险，但往后可能会导致严重并发症。

→ 严重脊柱侧弯：曲度超过70度；由于脊柱侧弯引起不同大小的胸腔积血，可能限制你的呼吸和耗尽你的氧气水平。

→ 极严重脊柱侧弯：如果曲线超过100度可引起空间不足，导致你的心肺结构改变。

Lenke分型系统

Lenke分型系统主要提供由多维角度出发的一个更全面的脊柱侧弯图像，有助规划更有效的曲线矫正方案。此方法识别六种不同的主要曲线模式，更包括改变每个曲线的其他因素(见图像)。

我们先仔细了解这系统如何运作。首先，医生会为你的脊柱拍摄标准的射线照片或X光片。如果之前在使用Cobb方法时已拍摄X光片，则可能使用该些X光片。你每个位置的X光片将被评估，一旦完成，每个脊柱曲线会根据以下准则分类：

→ 脊柱曲线的位置区域

→ 曲线度数

→ 矢状面内畸形

脊柱侧弯Lenka分型系统

曲线类型(1至6)

腰椎调节器	第一类(主胸弯)	第二类(双胸弯)	第三类(双主弯)	第四类(三主弯)	第五类(胸腰/腰)	第六类(胸腰/腰－主胸)
A	1A*	2A*	3A*	4A*		
B	1B*	2B*	3B*	4B*		
C	1C*	2C*	3C*	4C*	5C*	6C*
可能的矢状曲线标准(确定具体曲线类型)	正常	上胸弯驼背	上胸弯和胸腰驼背	胸腰驼背	正常	胸腰驼背

T5至12矢状排列调节器：－、N或+
－: 小于10度
N: 10至40度
+: 超过40度

曲线类型 —— Lenke分型系统

类型	上胸弯	主胸弯	胸腰/腰	说明
1	非结构性	结构性(主弯)*	非结构性	主胸弯
2	结构性	结构性(主弯)*	非结构性	双胸弯
3	非结构性	结构性(主弯)*	结构性	双主弯
4	结构性	结构性(主弯)*	结构性(主弯)*	三主弯5
5	非结构性	非结构性	结构性(主弯)*	胸腰/腰
6	非结构性	结构性	结构性(主弯)*	胸腰/腰 – 主胸

*主弯 = 最大的COBB测量，必然是结构性
副弯 = 所有其他符合结构标准的曲线
第4类 – 主胸或胸腰/腰可成为主弯

结构性标准
(副弯)
上胸　– 侧屈Cobb角度 ≥ 25度
　　　– T2至T5驼背 ≥ +20度
主胸　– 侧屈Cobb角度 ≥ 25度
　　　– T10至L12驼背 ≥ +20度
胸腰/腰 – 侧屈Cobb角度 ≥ 25度
　　　– T2至T5驼背 ≥ +20度

顶点位置
(脊柱侧弯研究学会定义)

曲线	顶点
胸	T2至T11/12椎间盘
胸腰	T12至L1
胸腰/腰	L1/2椎间盘至L4

调节器

腰椎调节器	骶骨中心垂线至腰椎顶点		胸部矢状属性 (T5+T12)	
A	椎弓根间的骶骨中心垂线		– (低于)	<10度
B	骶骨中心垂线与顶体接触		N (正常)	10至40度
C	骶骨中心垂线完全置中		+ (高于)	>40度

曲线种类 (1至6)+ 腰椎调节器 (A, B, C)+ 胸部矢状调节器 (–, N, +)
分类 (如 1B+): ....

上表根据Lenke方法所提供脊柱侧弯分型的详细列表。

King分型系统

King分型方法将脊柱侧弯分类为五种样式之一，用于协助决定手术治疗。

按King分型系统，特发性脊柱侧弯使用以下两种参数定义曲线严重程度，并将其分成五个类型：

- 由Cobb方法取得的读数
- 从曲度射线照片取得的弹性指数读数

分型如下：

第一类型 —— S形曲线跨越胸和腰椎曲线的中线

第二类型 —— 胸和腰椎曲线与中线成交叉状的S形曲线

第三类型 —— 胸椎曲线，而腰椎曲线并未有跨越中线

第四类型 —— 长的胸椎曲线，第五节腰椎在骶骨中央，而第四节腰椎向曲线方向倾斜

第五类型 —— 双胸弯，第一节胸椎(Th1)向上部分的凸形曲线倾斜

这方法有两个主要的相关缺点，包括：

- 评估时未有包括矢状属性
- 未有顾及双或三主弯

King分型系统

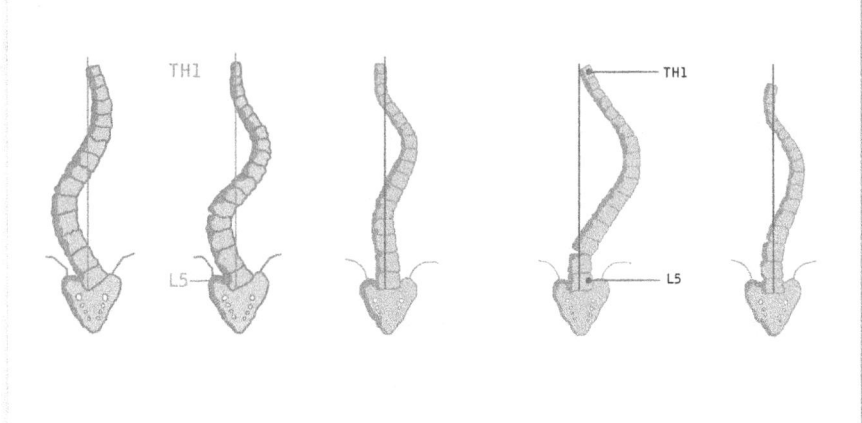

医生可能不告诉你的事...

→ Cobb方法可能是很普遍和常用的量化畸形方法,但曲线评估同时需要使用其他分类方法。

→ 就算你目前只要观察而无需治疗也要谨记,度数真的重要。

→ 如测量正确,度数可助你选择治疗方法以停止曲度恶化。

→ 测量读数可以存在误差。因此,如果你的度数很高,在你感到恐慌前,务必再三思量。

第七章
曲线前行

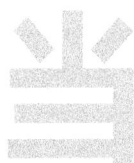

当你的曲线进行测量和分类后，只差一步，你就会知道你确切需要的脊柱侧弯治疗方法。我们将在本章研究你的医生在估计你的曲度进展程度时会列入考虑的因素。此外，我们也会讨论渐进的脊柱侧弯曲度会导致的最终风险因素。

关于脊柱侧弯进展

有关你脊柱侧弯可能进展的相应知识至关重要，因为曲线可能以极快速度恶化，直到青春期到达骨骼完全成熟阶段。经历数十年的集体研究表明，脊柱侧弯曲线进展与曲线大小和种类、患者年龄、Risser征兆和女性月经初潮阶段等因素有重大关联。

那么，何谓曲线进展？专科医生将进展定义为Cobb角增加5度或以上。现在就开始知道多些关于曲线进展的细节。

重要资讯

如果要尝试了解脊柱侧弯是怎么一回事，便需要知道曲线成因和导致曲线进展的因素两者之间仅一线之差。前者是关于为何个别人士会引发曲线，而后者则关于导致曲线进一步进展的因素。

筛查和确诊脊柱侧弯只是迈向治疗的第一步。在你的医生开始为你进行任何形式的治疗之前，他需要确切知道你脊柱的可能恶化程度。你的医生将使用某些指标，让他可估计你曲线的加剧程度。虽然有其他存在因素，但广泛研究显示，定义进展风险最准确的因素是生长潜力和曲线幅度。

此估计只是近似预估，以提供曲线在不久将来的初步方向，其实际进展无法完全准确。在随后部分，我们会告诉你医生用以识别未来曲线曲度的四个主要指标或预测。

因素 —— 相关性

我们将会讨论的每一个因素均为有相关性的独立因素。举例来说，虽然年龄是表示曲线会否进一步发展的重要因素，但进展也将取决与你是男性或女性，以及你目前的曲线度数。因此，个别因素与结合后所带来的影响，对确定曲线进一步发展也同样重要。

曲线进展 —— 四个最重要因素

继续阅读以更详细了解针对曲线进展可能范围的四个主要因素或指标。

曲线 —— 位置与严重程度

研究清楚指出，最初的Cobb角大小是估计曲线长远进展的最重要指标之一，而Cobb角测量也会显示曲线会否在骨胳成熟后继续恶化。大量研究表示25度Cobb角是一个代表长期曲线进展的重要临界值。因此，个别患者如被检测出脊柱侧弯大于25度时，其经历进一步恶化的机会也较高。事实上，在测量曲线时，年龄、性别和骨胳成熟程度等因素的重要性可能较Cobb角读数为低。

现在，让我们来看看几个重要事实。

曲线度数/延伸

→ 如果已到骨胳成熟年龄而曲线少于30度者，曲线也不会有太大进展。

→ 如果曲线在30至50度之间，整个生命周期可能会增加10至15度。

→ 如果已达骨胳成熟年龄而曲线多于50度者，每年可能会增加超过1度。

→ 如果曲度在青春期(13至19岁)为25至30度者，可能会随着成长，经历到快速恶化。

曲线位置

→ 胸椎曲线的恶化机会可能较胸腰椎或腰椎曲线为高。

→ 在检测时胸椎曲线少于50度者，进展速度较高于50度者为低。

→ 在T12椎骨以上顶点的曲线较独立腰椎曲线更易增长。

→ 在骨胳成熟时，腰椎曲线大于30度者，其曲度进展会较低于此曲度者为大。

→ 双曲线较单曲线更易增大。

确诊年龄 —— 骨骼发育即将发生

根据脊柱侧弯的经验法则，年龄越大的小孩，其曲线进展倾向越低。比方说，如果将两个均被确诊为少于19度的女生(一个

13岁及一个15岁以上)作出比较，较年轻的女生的曲线进展速度可高达10%，而较年长的则为4%。

如果青少年被诊断出患有脊柱侧弯时处于高成长阶段，其曲线进展风险仍然很高。各种不同研究报告提出，青春期的快速骨胳生长是影响脊柱侧弯曲线进展的主要因素之一。

脊柱预期与年龄一同增长，并持续至骨胳完全成熟，可见两者的相关性很强。

我们在这明白到关键的基本逻辑。年轻患者的曲线进展速度视乎其骨胳成熟阶段，意味着骨胳尚未成熟的青少年或年轻人的曲线进展速度相较骨胳已成熟的个别人士为高。

什么是骨胳成熟？

骨胳成熟代表个人骨胳结构或骨胳系统之生长过程。当一个人的骨胳成熟到达某程度时，他的脊椎生长速度同样进入顶峰。因为人类的成长速度和发展步伐不一，时而加速时而减速，令骨胳成熟评估在医学领域保持重要性，而这些评估正是决定最合适治疗方法的基础。

以脊柱侧弯为目的，我们可以使用以下两种方法之一，评估个别人士的骨胳成熟程度：

> → Risser方法

> → 手和腕的骨骺融合

要评估一个人是否已骨胳成熟，可通过髂棘骨骺骨化和椎骨停止生长作参数测量。髂骨骨骺骨化即骨盘区域的骨胳发展已完成，通常表示个别人士的骨胳已全面成熟。然而，在骨化阶段，骨胳的稳固结构已成形，也并不一定代表骨胳完全成熟。即使Risser已测出骨化完成，仍然很有可能其时间与椎骨停止生长时间并不相同。

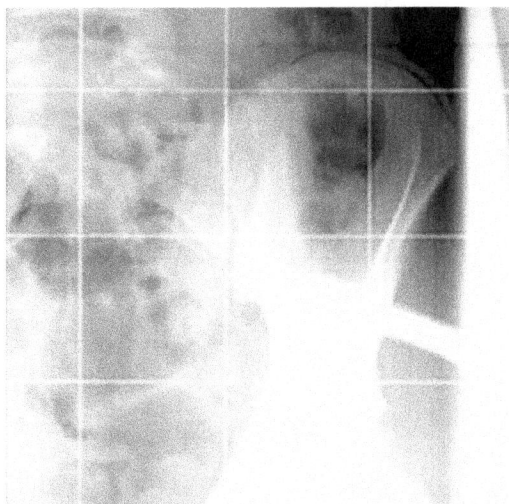

骨骼成熟和骨化

骨盘骨化阶段
(Risser 征兆)与
骨骺成熟程度一
致，更可于X光
片显示。

Risser-Ferguson方法

Risser-Ferguson方法以0至5级别对余下的骨骺生长程度提供有用的估计。这测量在髋骨顶部区域已融合的骨骺基础上，评定髂棘骨骺的骨性融合进度。如Risser级别为低评级，代表仍有大量骨骺生长即将发生；相反，高评级意味着骨骺生长已近成熟水平，即脊柱曲线并不会有太大变化。阅读以下部分了解关于使用Risser方法计算骨骺成熟程度的更多详情。

因为髂棘骨骺骨化是一个沿着髂嵴由前到后的可预期标准方式，所以Risser方法可用作测量骨骺成熟程度

Risser评级分类如下：

- 0级 = 没有骨化

- 1级 = 高达25%骨化

- 2级 = 26至50%骨化

- 3级 = 51至75%骨化

- 4级 = 76至100%骨化

- 5级 = 完成骨骺的骨性融合

请参考以下提供更清晰说明的图像。

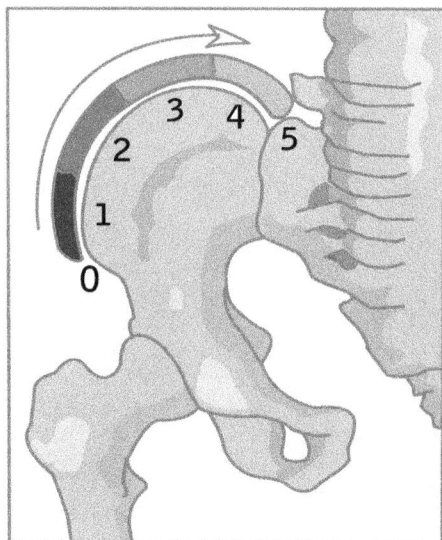

RISSER 评级 ── 0至5

髂棘骨骺骨化产生RIS-
SER征兆

曲线进展风险 —— 按Cobb角与Risser评级

曲线 (度数)	生长潜力 (Risser评级)	风险*
10至19	有限(2至4)	低
10至19	高(0至1)	中
20至29	有限(2至4)	低/中
20至29	高(0至1)	高
高于29	有限(2至4)	高
高于29	高(0至1)	极高

> *** 进展风险：** 低风险 = 5至15%；中风险 = 15至40%；高 = 40至70%；极高 = 70至90%

超出骨胳成熟的进展

虽然上面已有提及，但必须在此重申，即使当骨胳已完全成熟，曲线进展可能会持续。其中一个典型例子是，超过30度的腰椎曲线很可能会在骨胳成熟以后持续进展。同样，被诊断为患有50至70度曲线而骨胳成熟的成人，每年也可能会进展约1度。

成人的进展

研究指出，即使已是成人，脊柱侧弯仍显示进展倾向，尤其当骨胳成熟时，Cobb角超过30度。大量研究集中在成人的曲线进展，即使会较慢，也有其特定模式，如每年增加0.5至2度。

曲度少于30度的青少年进展的可能性不大，但一旦超过50度，他们在成人期的进展风险也将大大提高。实际上，即使在6或7岁时检测出轻微脊柱弯曲的患者，其成人期也可发展成主要曲线，并需要定期监测和管理。

当谈及有助成人了解他或她的曲线可能会继续发展的因素，值得一提的是顶椎旋转，它不仅可用作预测曲线进展，甚至可估计患者是否以及何时可能需要进行手术。

成人的曲线进展

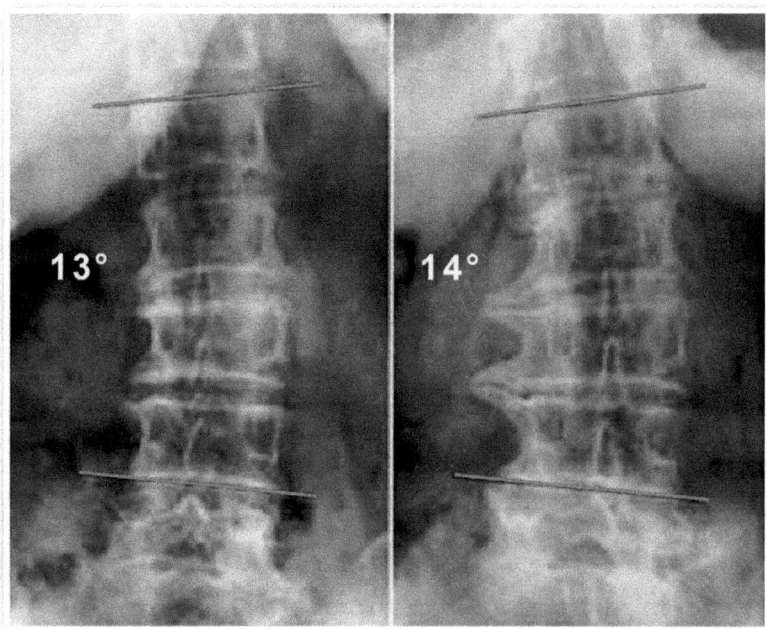

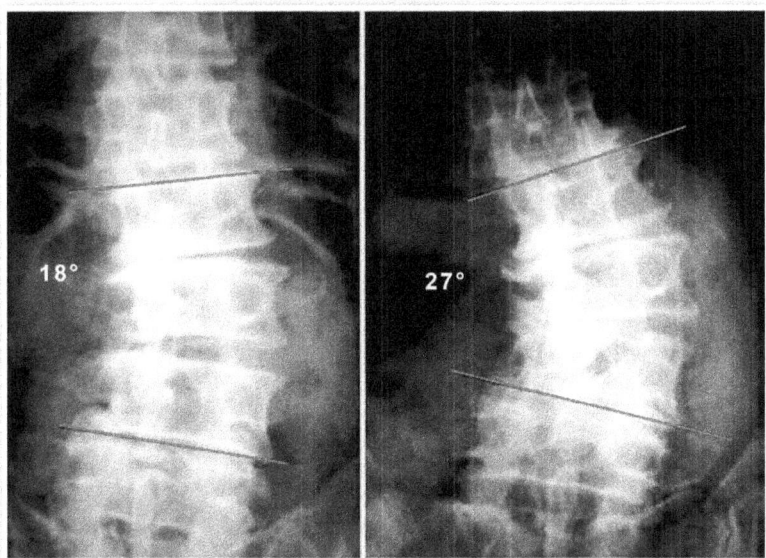

以上X光片展示两个超过20岁的成人的曲线进展，而当中显示出在筛查时的初期曲度越高，进展机会也越大。

结论

年龄和相应的脊柱成长是否确实会导致曲线进展已成为最近主要的研究和讨论议题。在他们的研究当中，加拿大研究员Hongfa Wu和其同事发现，相较其他因素如性别、曲线大小和严重程度等，年龄对曲线进展的影响程度最不明显。

性别

研究经常指出小孩的性别和曲线进展机会有着重大的相互关系，更被认为较其他如曲线模式、大小和骨骼成熟度等因素更为显著。普遍研究结果均表示，性别对于脊柱畸形发病率的差异非常明显，因此患脊柱侧弯的女生进展速度会高于男生。研究甚至估计，女生患上脊柱侧弯的机会较男生高出10倍，造成极端的11:1比例。

而另一个值得注意的发现是，如果患有脊柱侧弯的女生，其曲线位置在下背部而且脊柱错位多于1英寸的话，其进展速度会较低。可看看下图了解更多关于女生的曲线类型如何决定其进展范围。

**女生身上最有可能进
展的曲线类型**

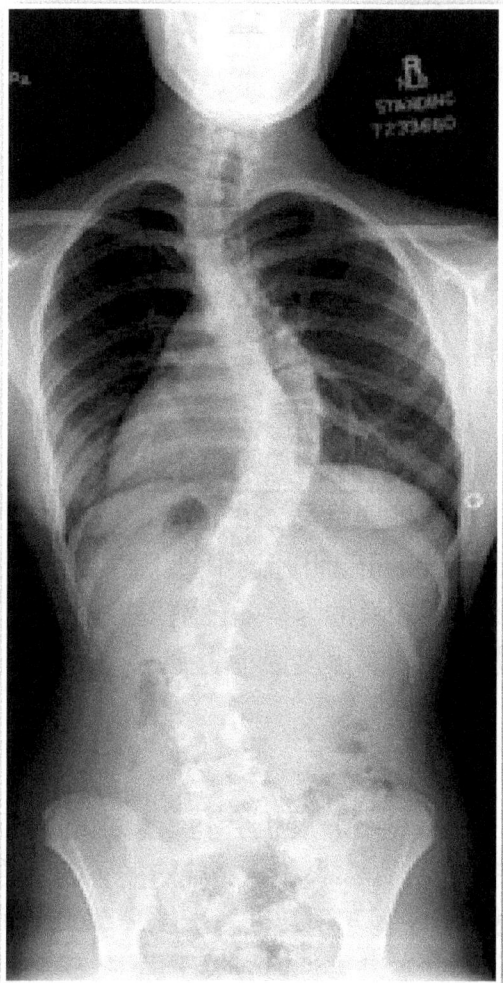

女生身上较容易
发现右胸椎曲线
和双主弯。

对女生来说，右胸椎曲线和双主弯的进展可能会最严重，而男生最大进展的部位则可能是左腰椎曲线。此外，脊柱侧弯曲线超过30度的女生所面对的进展程度也高于相同曲度的男生。

青春期状态/月经初潮阶段

根据普遍观察，女生在约11或12岁、第一次月经开始之前，会经历最快速的脊柱侧弯曲线进展，而男生面对的进展则较迟，约在13或14岁。

事实上，有充分证据表明，在青春期被诊断出脊柱侧弯的女生，尤其如果正值月经初潮者，其曲线可能每年进展达10至15度。

在月经初潮来临前已被确诊的年轻女生，其曲线进展会更快，而当中曲线超过20度者，更大可能出现快速进展。[1]另方面，倘若曲线只属轻微并少于20度的女生，其经历快速进展的机会相对较低，尤其如果其骨胳已经成熟。你可参阅以上部分知道更多关于骨胳成熟的资讯。

由于少女的月经初潮状态与曲线进展相关，应当注意曲线模式、踏入青春期时的Cobb角和曲线进展速度，作为预测曲线进展的重要因素。例如，超过30度的青少年脊柱侧弯患者正迅速增长，预测手术率达100%。[2]

坦纳阶段，以研究为基础的性成熟阶段评估方法，是用来预测曲线进展的重要工具。总的来说，曲线在坦纳第二或第三阶段将经历最大进展。

坦纳系统以男女生的阴毛生长、男生的生殖器发展和女生的乳房发展为基础的评估准则。

其他因素

除上述外,还有其他被发现会造成曲线发展的影响因素,如遗传因素甚或表观遗传学。有一个研究显示,同卵双胞胎即使面对不同环境影响,其发展脊柱侧弯的机率会较高,而且曲线进展也会非常相似。[3]高度可能也是另一因素。举例说,一个曲线为25至35度的14岁女生,由于长得较矮的关系,她的进展风险相比长得较高的同龄、同曲度女生为低。此外,患有先天性脊柱侧弯的小孩,其状况会在出生后及随年龄增长而快速恶化。

以下图表为你把支配曲线进化的因素作总结,并告诉你目前的脊柱侧弯曲线在未来的可能进展情况和速度:

总结 —— 决定进展的因素

支配因素	相互关系*
年龄	年纪越轻,进展范围越大
性别	女生普遍经历较高进展速度
曲线(度数/方向/延伸)	双曲线将有较快速进展。检测时的曲线越大,进展越快
月经初潮/性成熟	月经初潮来临前被确诊的曲线将进展较快

*不同研究报告可能有所分别。

渐进曲线主要风险

未经治疗或正肆虐的脊柱侧弯曲线可引致严重的美观和功能问题。持续疼痛和姿势不平衡是渐进曲线所带来的长期影响,而且往往出现于背部、肩膀、臀部、腿部和颈部位置。

不过，渐进曲线最常见和最令人担忧的风险是其对肺功能可能构成的影响。

当胸椎曲线进一步发展，可造成严重气短，以及你肺部可容纳的空气量将会直线下降。若曲线高达100度，估计肺部总容量会下降多达20%。而且，由于渐进曲线的连带影响，造成胸腔变形，最终可能导致限制性肺疾病。

你可参阅本书第四章，更了解有关肺功能和气短问题。

脊椎关节强直，即脊柱关节炎症，是另一个与渐进曲线相关的风险因素。由于曲线进展，脊柱的关节开始发炎，令保护椎间盘的软骨会越变得越来越薄，引发骨刺并带来痛楚。

在某些情况下，尤其在妇女身上，脊柱侧弯可能导致骨质流失。如果不及时治疗，骨质流失会造成骨质疏松症，即出现于更年期后妇女的严重骨密度流失。患有脊柱侧弯的青少年在成年后期出现骨质疏松症的风险也较高。

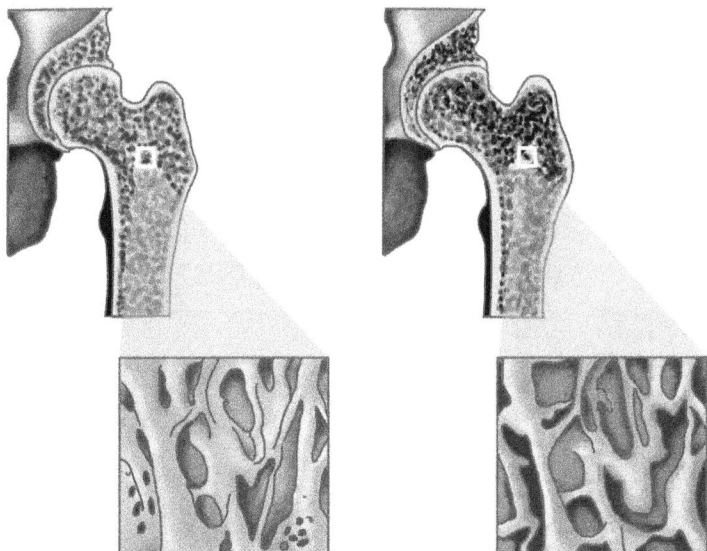

正常骨骼　　　　　　**骨质疏松性骨骼**

渐进曲线另一个明显的风险是其对治疗选择的影响，对成人尤其显著。[4]而事实上，研究亦指出，如果及时检测和准确测量出曲线范围，可以避免后期的手术选择。[5]

此外，患有渐进脊柱侧弯曲线的患者，由于身体残疾、相关的仪容问题，以及丧失工作效率和生活质量，很可能会受到严重的情绪影响。

脊柱侧弯的真实故事：进展速度

虽然曲线发展步伐由一系列因素支配，但快速进展对必然对患者有类似的心理影响。Elena在八年级，即13岁的时候，被诊断出患有脊柱侧弯，而曲度更在短短几年间由30度发展成46度。因此，医生建议若曲度超过50度，便需要进行手术。

与此同时，她的外表开始恶化。其左边肋骨开始凸出，较其他地方变得不均匀。她的髋骨也变得不平衡，身体一侧开始倾斜，而且站立时就变得更明显。右侧胸腔隆起让她看起来像驼背，尤其在弯腰的时候更为突出。外表上的改变令她极不自在与不安。她对于在同辈面前穿着游泳衣充满戒心。因为没有合身衣物，她不能穿着得体。影响之大令她整个姿势变得笨拙，甚至担心要出现于公众场所。当18岁时，她最终被列入脊柱融合手术名单之中。

第八章
你的治疗选择

在 本节,我们将带来认识各种可用于管理你脊柱侧弯的治疗选择,当中更包括不同的非侵入性治疗。我们将为你详细介绍每个选择所牵涉的问题,包括每种治疗的分析;同时,我们也会讨论决定以手术作最后对策的适当时刻。

简介

脊柱侧弯本质上是一种脊柱疾病,即代表你身体命脉的骨干正受到折磨,而此疾病更可能令你感到威胁和意志消沉。然而,随着科学研究出现及对此脊柱畸形的深入分析,为脊柱侧弯患者带来合适工具以管理和预防问题。无论你只有轻微曲度或已进展到手术成你唯一选择的状况,每个阶段的脊柱侧弯都可得到有效的处理、管理和治疗。

我们在本章中将根据你被诊断出的脊柱侧弯程度或阶段,为你解释可用的治疗选项。通过这些指引,你会得到一个更清晰的治疗方向,助你选择你的曲度管理方式。

1) 观察与管理

观察，在很大程度上被认为是治疗的被动过程，主要为以下患者类型采取的第一个管理步骤：

→ 曲线少于25至30度而骨骼尚未成熟的患者。

→ 曲线少于45度并已完全成长的患者。

→ 可能由炎症、肌肉痉挛或长短腿等所致的曲线。

→ 有轻微弯曲但身体仍保持平衡的小孩。

总的来说，曲线进展风险较低的患者适合保持观察。例如，一个超过17岁的男生和一个超过15岁的女生，假如脊柱侧弯曲线在25至40度范围内，一般只需保持观察。而在这种情况下，医生将通过定期身体检查和拍摄X光片以确保曲线无进一步恶化。

图解 —— 建议观察个案

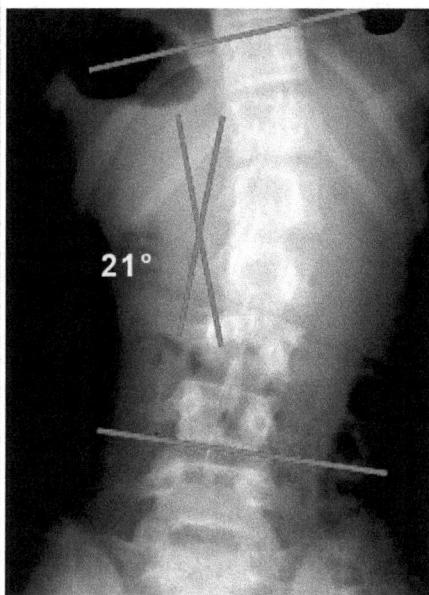

21°

一个被诊断患有右腰椎侧弯的16岁男生的X光片，由于其进展范围小，被建议只需保持观察。

这阶段的治疗分为两个主要部分：观察与管理。在更进一步探讨之前，我们先了解多些关于这两个部分的知识。

观察

观察的首要和最重要部分是确保现有的曲线不会对脊柱构成威胁。你的医生将通过使用身体检查和连续的X光拍摄,不断对脊柱和曲线进行观察和监督,为你记录任何可能增长并尝试预测进展范围。你可参阅第七章进一步了解导致脊柱侧弯曲线进展的可能因素。

管理

这种治疗方法的第二部分为管理现有曲线。你的医生会通过识别可能成因(如不良姿势)或建议非医疗干预措施(如可于我第一本着作《脊柱侧弯自然预防和治疗计划》找到的饮食或进行游泳/普拉堤/瑜伽运动或量身定制养生方法),尝试阻止曲线进展并矫正曲度。

观察与管理工具

要实现观察与管理这两个目标,你的医生将运用到下列中一个或更多的工具:

- 姿势控制
- 物理疗法,包括运动
- 职业治疗法
- 瑜伽/普拉提
- 营养疗法
- 电击疗法
- 脊骨神经护理咨询
- 另类疗法

专家的话

观察是否适合脊柱侧弯患者或应否建议采用一直备受争议。有专科医生群组坚决反对观察,认为如果曲线可于轻微阶段被控制，又何需等到病情加剧才治疗。而此群组极力主张一旦检测到曲线，便应及早进行保守疗法，避免手术。可能正因其原始、保守，所以此做法才被整个学术界鼓吹。

与此同时，另一批专科医生则认为在曲线仍是极轻微或进一步进展的机会不大时，最佳方法就是抱持观望态度，避免任何引起其他与治疗相关的并发症。而实际上，这群组的研究人员认为，物理疗法、脊柱侧弯密集式住院康复和支架正是有效而保守的脊柱侧弯治疗铁三角。在往后章节，我们会讲解上述每个你医生可能使用的观察和管理方法的重要特性，

姿势控制

姿势管理常被视为脊柱侧弯的非侵入性治疗或观察与管理阶段的第一步。通过研究姿势，以下方面通常会被注意：

> → 姿势与脊柱侧弯的相关性

> → 脊柱侧弯对姿势平衡的影响

> → 改变姿势习惯以控制脊柱侧弯

如你有脊柱侧弯，你的脚可能由于过度旋前而导致足弓高度不足，引发一连串姿势问题和变化，当中可能包括：

• 胫骨和股骨内旋

• 骨盘下降，在立正或步行时骨盘向旋前一方下降

• 骨盘倾斜，降低骶骨底，从而进一步引发不平衡

• 如胸椎曲度加大，可能导致肋骨突起

不正确和不平衡姿势可能是最突出影响，以及是脊柱侧弯所带来最明显的冲击，尤其是对特发性脊柱侧弯。脊柱侧弯患者普遍被发现控制姿势稳定性的能力欠佳，而研究更明确指出，特发性脊柱侧弯改变平衡控制。此外，脊柱曲线已知可以导致身体部分的非常关系出现变化，大大影响脊柱侧弯儿童患者的姿势。

有证据表明人类的大脑其实有控制姿势的能力，可改变脊柱侧弯平衡。而脊柱侧弯患者当中，大脑内的几个部分(如前庭皮质和脑干)均显示出不平衡。

值得注意的是，脊柱侧弯患者均根据其弯曲位置，拥有不同的姿势特性，即腰、胸腰和胸等。针对静态和动态的研究显示，患有腰椎曲线的病人在静止状态下的姿势影响最大，而胸椎曲线患者则在动态状况出现最大影响。

这意味着什么？

这特定分析表明，如果你的曲线在脊柱下半部分(腰椎)，你很可能会在坐下或静止状态经历最大的姿势不稳定性。另一方面，如果你的曲线在中脊椎部分(胸椎)，你很可能在活动状态下最有可能出现姿势不稳。

姿势再培训 —— 使用三个关键方法

现在，既然我们已展示错误姿势如何可引起脊柱侧弯，我们将进一步说明如何改变你的姿势习惯，管理轻微脊柱侧弯和讨论其疗效。

a) 使用设备

近年，脊柱侧弯患者很大程度受惠于设备和机械使用，稳定姿势，以停止和矫正曲线。其中一个是由Meditrac公司设计生产的Vertetrac & Dynamic Brace System (DBS)，提供一个方便病人使用的动态腰椎流动牵引系统，治疗曲线。首先，支撑系统为脊柱减压和增加椎间隙。经过长期使用后，它利用压力将你的脊柱错位部分推回原来的平衡点，阻止曲线进展。.

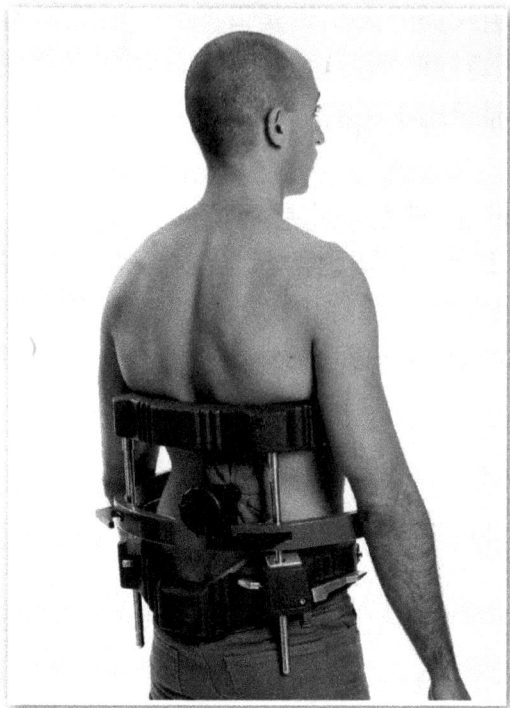

Vertetrac 和 Dynamic Brace System (DBS)

b) 自愿观察和自我矫正

第二件事就是你可以观察自己的姿势习惯和找出任何异常和长期的不正确姿势。如果你已被检测到曲线并需要长时间对着电脑工作，或在任何你可能需要长时间限制背部或颈部活动的环境下，这方法对你尤其适用。

一经确定，你可努力矫正这些习惯，从而更好地控制你的姿势。这种自我矫正被视为一个主要工具，达到脊柱稳定并解决姿势畸形。

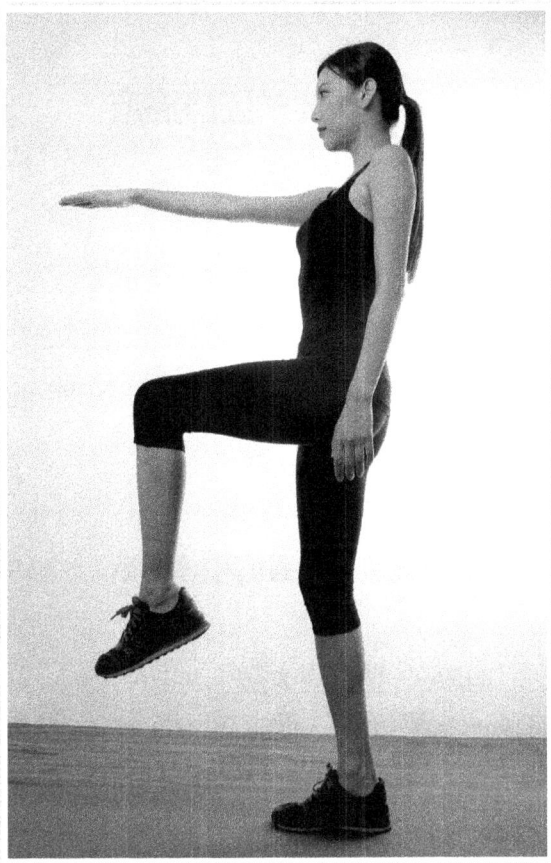

十个重要的姿势提示

你可跟从以下十个有用的技巧，确保你重拾因弯腰驼背和没精打采而失去多年的姿势平衡：

1. 练习立正。将你的背和头靠墙，往前看。保持姿势一分钟，放松及重复。

2. 观察你整个日常活动，尤其当你在长时间进行活动时，有否出现任何没精打采的征兆。

3. 直立行走，尤其在户外时。

4. 尝试在进行所有形式的锻炼和体力活动时保持理想姿势。

5. 调节你的座椅高度，使大腿与地板平行，以及膝盖和臀部在同一水平，双脚平放在地面。

6. 放一个小枕头你背部与椅子背部之间，让你坐下来与时脊柱可以挺直。此对于驾驶或乘坐汽车时同样重要。

7. 尽量不要交叉双腿而坐，因为会令身体错位。

8. 睡硬床垫。

9. 定期进行锻炼，保持你的肌肉伸展。

10. 站立时，保持双脚平放。靠向一条腿可能会造成或加剧曲度。

c) 外部刺激

这方法需专科医生明确指导,除了指出明显姿势不规则外,也会给予姿势矫正的指示。患者也会学到如通过感受外界刺激,或使用外力或压力激起平衡反应,在不同身体部位为姿势进行轻微矫正或调整。

2) 物理疗法

由于脊柱侧弯主要是有关基本脊柱结构失调,物理疗法可以对加强你背部带来帮助,让你身体恢复原有平衡。

如果你患有脊柱侧弯,你可能被建议接受物理疗法,订明练习,以取得最理想对称度,实现以下目标:

- 達至独立姿势矫正

- 增强躯干肌肉

- 改善整体背部承托

物理疗法和其各种练习(如普拉提和亚历山大矫正术)被认为是相当温和的方法,重新调整你身体平衡和不正确姿势。而事实上,物理疗法对由肌肉问题或姿势缺陷引起的脊柱侧弯效果会更显著。

物理疗法对脊柱侧弯是否有效?

不同医学团队的研究均显示物理疗法锻炼在管理脊柱侧弯的功效。无论是独立进行或有矫形手术辅助,这些练习可协助脊柱侧弯患者保持灵活和功能。根据德国巴德索贝恩海姆施罗斯(Schroth)诊所的数据显示,物理疗法有效帮助严重脊柱侧弯患者改善肺功能和减少疼痛。

换句话说，物理疗法可能最适合没有任何潜在原因(如神经肌肉失调、先天缺陷创伤和年龄相关退化等)的脊柱侧弯患者。然而，即使在这些情况下，物理疗法结合其他介入治疗也能达到某程度上的帮助。

虽然物理疗法不能被视为对脊柱侧弯的集中治疗，它确实是帮助脊柱侧弯最终治疗的方法，成功强化你的背部和改善脊柱的自然平衡，停止你的曲线进展。

在本节中，我们列出部分你可用作脊柱侧弯保守治疗的重要运动锻炼及瑜伽姿势。

3) 施罗斯体操练习方案

施罗斯疗法被认为是对脊柱畸形的主要理疗方法。这脊柱侧弯治疗的三维方法把脊柱侧弯视为多样性姿势失调，旨在协助脊柱侧弯患者：

- 减轻痛楚
- 增强肺活量
- 停止曲线进度
- 改善姿势平衡
- 避免手术

施罗斯疗法在1920年代由Katharina Schroth (1894至1985年)开发，并在1960年代成为德国标准的非手术性脊柱侧弯治疗。由位于德国索贝恩海外的Katharina Schroth Spinal Deformities Centre将此疗法中的练习教授予理疗医师和患者。每年均有接近1,200名患者参与为期四至六星期的密集式住院物理疗程。

虽曲线模式的范围相当多元化，施罗斯疗法仅以三种基本曲线模式解决脊柱侧弯大部分的结果，包括：

- 功能性4曲线模式，以及作为胸腰椎4曲线模式的特别形式
- 中性骨盘与功能性3曲线模式
- 代偿失调与功能性3曲线模式

施罗斯疗法三个主要基本逻辑

施罗斯疗法以三个主要逻辑作基础，包括：

- 躯干由三个不同区块组成
- 矫正呼吸
- 姿势矫正

a) 身体的三个区块

在施罗斯疗法，身体被分成三个重迭的矩形区块，包括骨盘带、胸腔和肩胛带。如果你患有脊柱侧弯，身体三个区块将偏离垂直轴，导致脊椎横向移位。下图将作出解说。

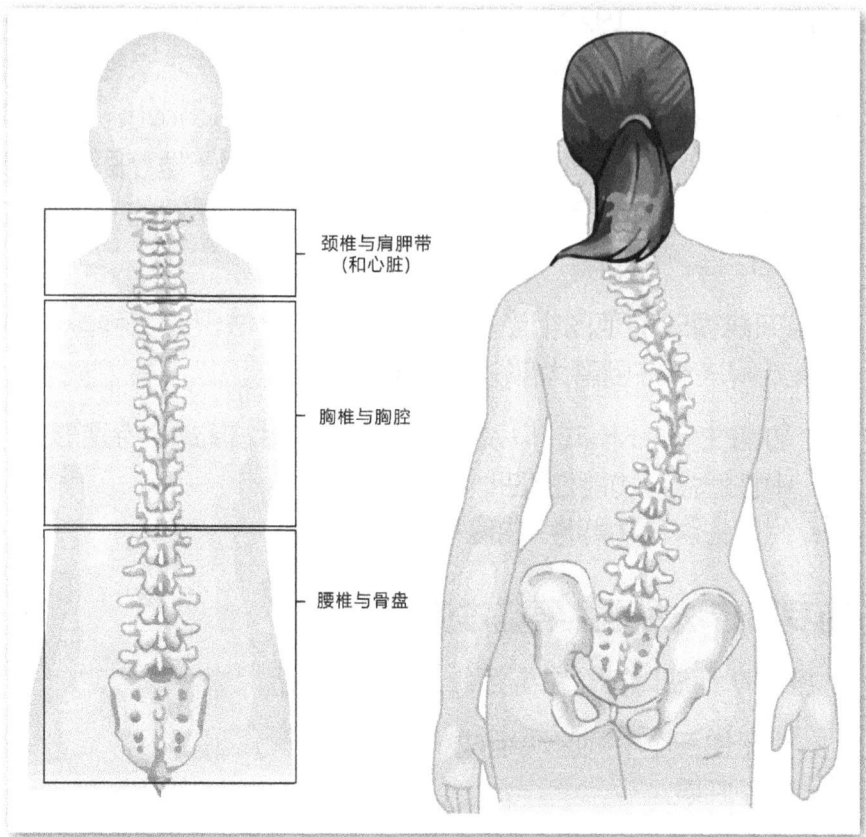

颈椎与肩胛带
（和心脏）

胸椎与胸腔

腰椎与骨盘

b) 矫正呼吸

根据这疗法的显示和发现，肋骨通过关节与椎骨的外侧突连接。当完成施罗斯练习后，适当呼吸有助上述的躯干扭力减低。

这练习基于一个新颖的概念原则，被称为呼吸胸部运动。据此，肋骨下陷的一侧通过呼吸练习从内扩张，从而令空间扩大，让脊柱可移到正确位置。

c) 姿势矫正

这部分的施罗斯体操练习疗法是延续上述矫正呼吸措施。首先通过姿势矫正来矫正姿势问题，从而达到上述的肋骨空间扩张。

对普罗大众有什么意思？

施罗斯体操练习疗法以创始人Katharina Schroth所构想的原则做基础。在她的逻辑内，脊柱侧弯主要由姿势不规则疾病导致脊柱结构受影响。通过她的呼吸练习和姿势矫正，她的疗法指导患者认清错误姿势，重新锻炼身体，令姿势排列经由自我意识和一套有系统的练习得到矫正。

4) 瑜伽与练习

瑜伽是一种为了由疾病中得到放松和缓解的古印度练习，同时被认为是对脊柱侧弯很有效的保守疗法。

除了为达到姿势平衡和矫正不规则外，瑜伽也被认为是缓解压力的主要工具，从而改善你的放松能力，而放松正是各种疾病疗程非常重要的因素。经常进行瑜伽练习已被证实可控制体重和减轻压力水平，有助加快脊柱侧弯治疗过程。

瑜伽有利脊柱侧弯的六种方式

在我们进一步讲解最重要的部分身体锻炼与瑜伽练习之前，我们先了解瑜伽如何有利于脊柱侧弯的几个重点：

1. 艾扬格瑜伽是哈他瑜伽一种强调姿势调整的瑜伽方式。由于姿势不规侧是脊柱侧弯特征之一，因此，这方法对脊柱侧弯患者尤其有效。

2. 瑜伽增加你对身体不平衡的意识，并提供改善你姿势的深刻见解。

3. 瑜伽通过协助伸长和加强肌肉，缓解与脊柱畸形相关的痛楚和绷紧。

4. 瑜伽姿势包括站立，加强腿部，从而协助脊柱伸展和缓解脊柱侧弯所带来的绷紧。

5. 伸展腿后肌、四头肌和屈髋肌的瑜伽姿势有助改善姿势，
   对治疗脊柱侧弯极有帮助。

思考重点

像其他所有脊柱侧弯的观察与保守管理，瑜伽也要按照
指引，通过长时期进行有纪律和一致训练，方可達到成
效，逆转曲度。

---

6. 瑜伽中加强呼吸意识的姿势，有助改善脊柱侧弯引起的肺
   功能异常。

身体锻炼与瑜伽姿势

继续阅读以下列出部分最常见的练习，根据步骤，改善你的脊
柱侧弯。

胸椎曲线矫正

这特定练习目的为了保持正确位置，以便重新训练你身体的运动感觉。按照以下步骤进行练习：

1. 在高椅子上坐直。

2. 用左手握住椅子。

3. 慢慢伸展你的右臂，斜角弯曲，尽量伸展。

4. 另一侧手臂重复动作，每侧5次。

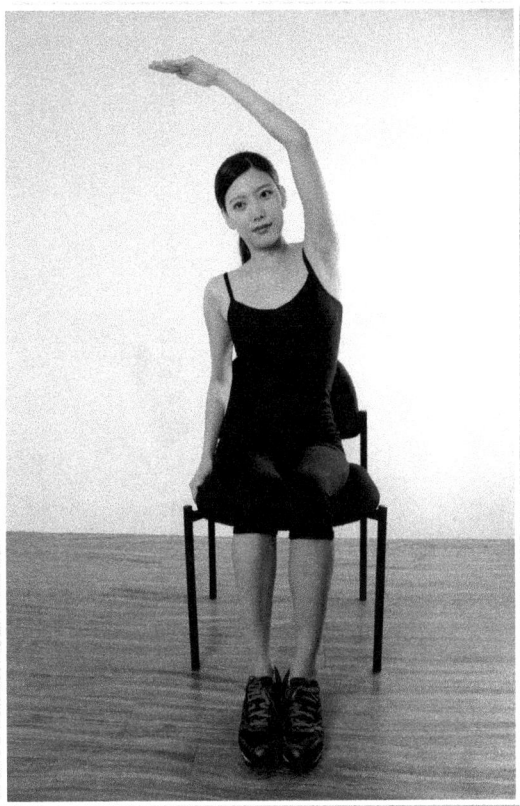

右胸、左腰椎侧弯矫正

这特定练习目的矫正右胸曲线的基本特征，即右胸椎旋转。请跟从以下步骤练习：

1. 躺在运动垫上，让你的背部紧贴地面。

2. 将双手放头后。

3. 抬起左膝做成弯曲姿势。

4. 尝试抬起头，用右手肘碰触左膝，同时保持腹部肌肉放松。

5. 另一侧重复动作，数10下。

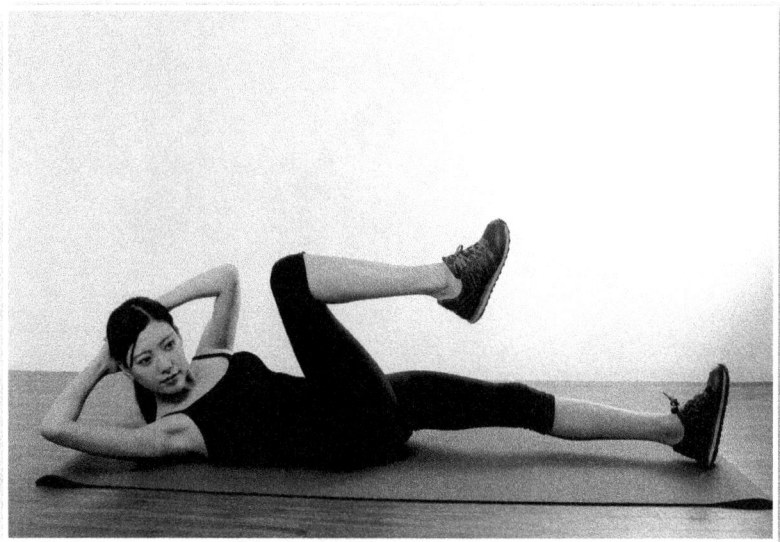

坐姿扭曲

需要扭动的脊柱练习一向被认为有助逆转脊柱侧弯曲度。按照以下步骤以正确方式进行练习。

1. 在高椅子上坐直,你的左侧对着椅背。

2. 保持双脚平放地上。

3. 轻推左手并将身体向左边扭动。

4. 将肩胛在你身后挤在一起,保持脊柱伸长。

5. 每次尝试后,加深扭动。

6. 重复另一侧。

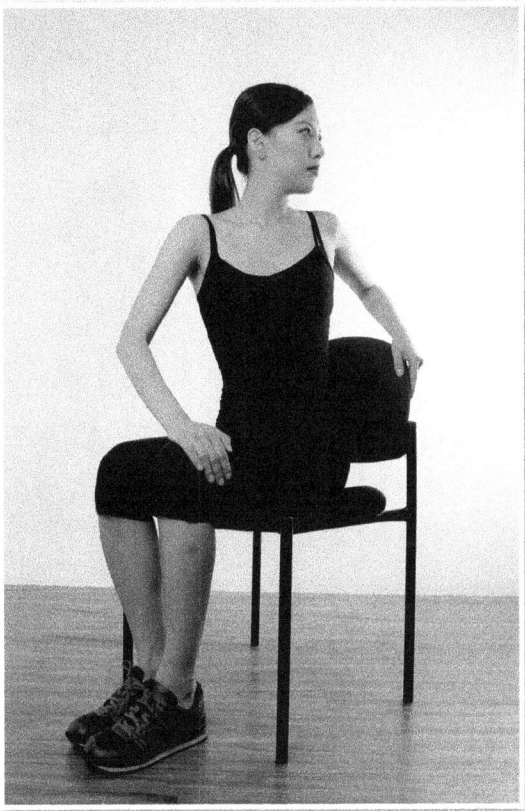

猛拉练习

这练习对腰椎或腰胸椎侧弯最为有效。提起骨盘凸面，你可运用肌肉协助增进正确脊柱排列。跟从以下步骤进行练习：

1. 双脚站直。

2. 抬起脚跟并尝试保持臀部和膝部伸直。

3. 保持姿势约10秒。

4. 如有需要，可用椅背作支撑。

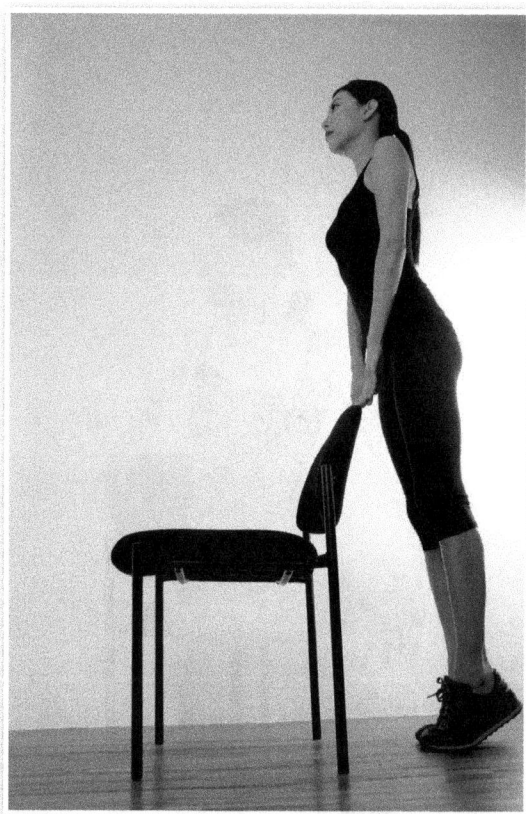

增强躯干练习

除上述外,你也可进行一系列增强躯干练习,当中最重要包括:

增强腹部

1. 平躺在垫子上。

2. 双手放两侧,慢慢将右脚抬起至90度水平,保持姿势,数10下。

3. 将脚逐步放下,首先60度,然后30度,放松。

4. 现在用另一边腿重复。

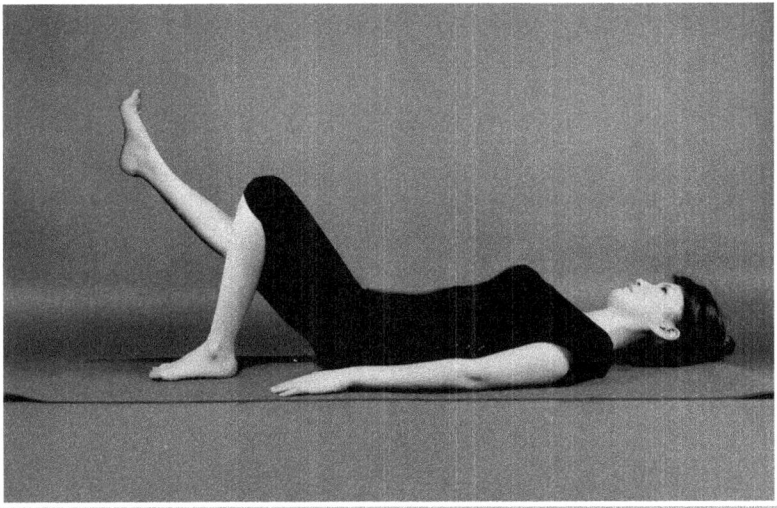

踏单车

1. 平躺地上，提起双腿。
2. 用双腿在空中进行踏单车动作。
3. 任何时候都要保持你的下背部贴着地面。

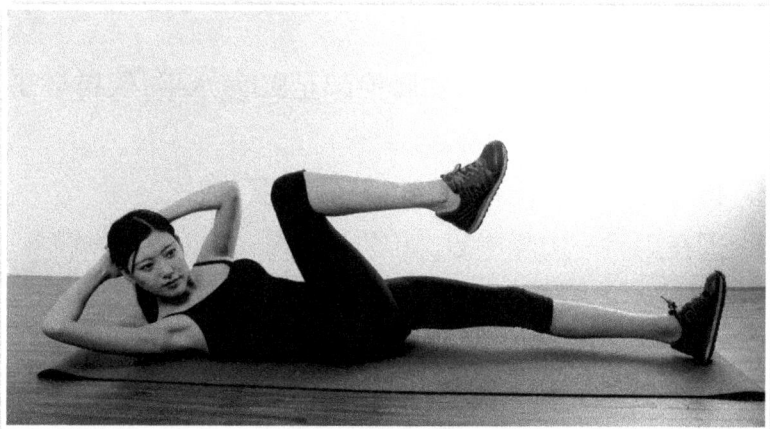

背部稳定

1. 腹部贴着地面，双手向前伸。
2. 抬起身体，手臂与腿交错成一直线，保持5秒。
3. 每边重复10次。

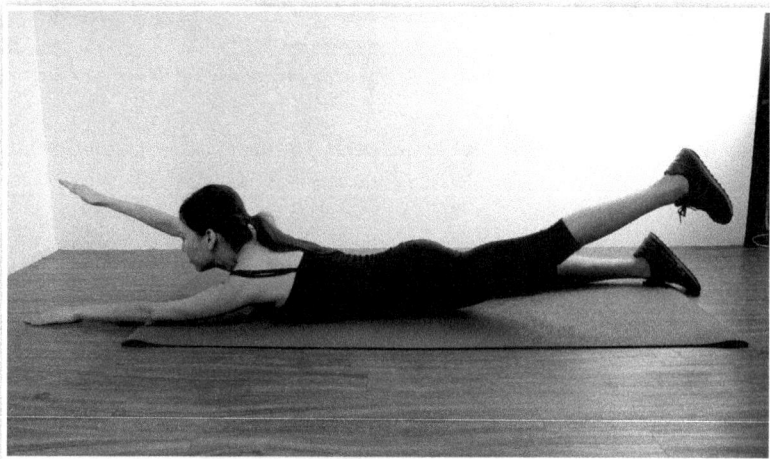

直角靠墙伸展

这特定练习是为了伸长你的脊柱，打开肩膀，令上背部肌肉平衡。按照以下进行直角靠墙伸展：

1. 站在墙壁几英尺距离。

2. 保持双脚分开至约髋骨距离。

3. 身体前倾，双手保持约肩膀距离及贴墙。

4. 你的身体和脚部成直角，而当你双手按墙，刚好是你的臀部水平。

5. 双脚稳固于地面上，用双手推墙。

6. 每节重复5至6次。

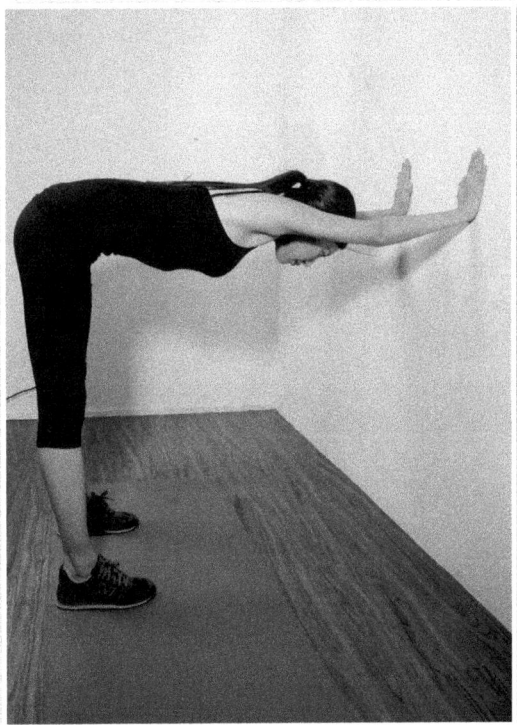

腿筋伸展

由于腿筋绷紧导致姿势不良，这练习被证实相当有用。跟从以下步骤。

1. 躺在地上，背部靠向运动垫。

2. 阻力带或毛巾套在右脚，握住带子两端。

3. 保持左腿放平，轻轻向上延伸右腿。

4. 当你感到腿筋绷紧，停一秒，然后稍作深化伸展。

5. 另一条腿重复动作。

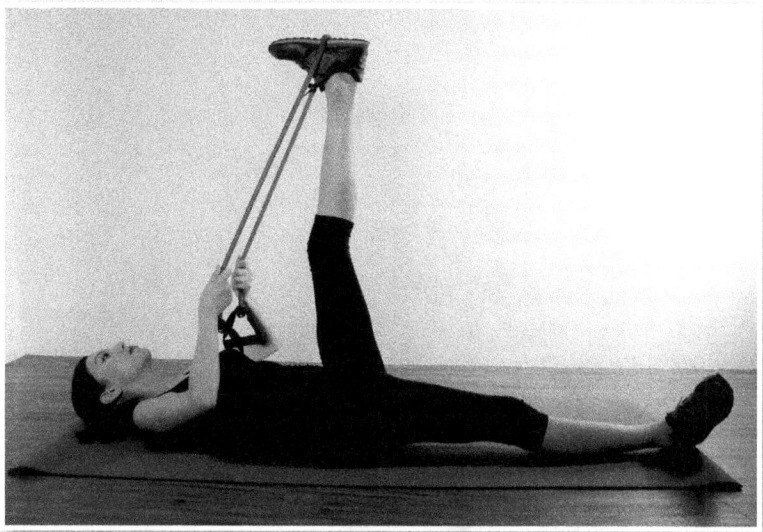

单腿下蹲

按照以下单腿下蹲步骤，改善脊柱侧弯：

1. 跪坐地上。

2. 将右脚放前，后膝贴地。

3. 弓步轻轻向前，令你的前膝在脚踝骨之上，谨记你的膝盖不要超越脚踝。

4. 尝试感受一下大腿背部和腹股沟的伸展。

5. 重复步骤。

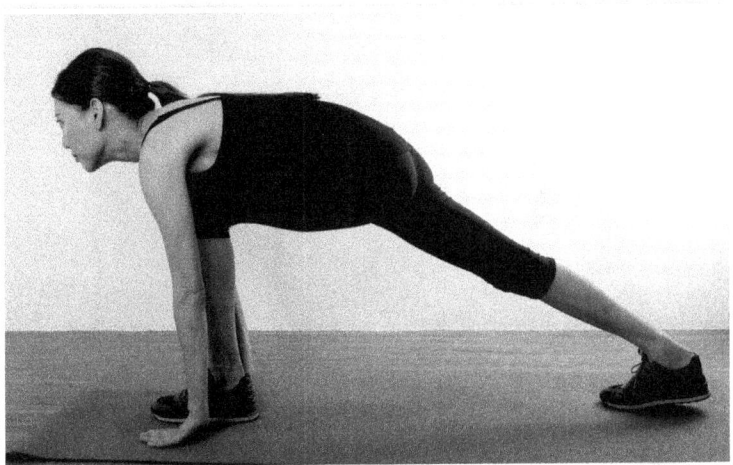

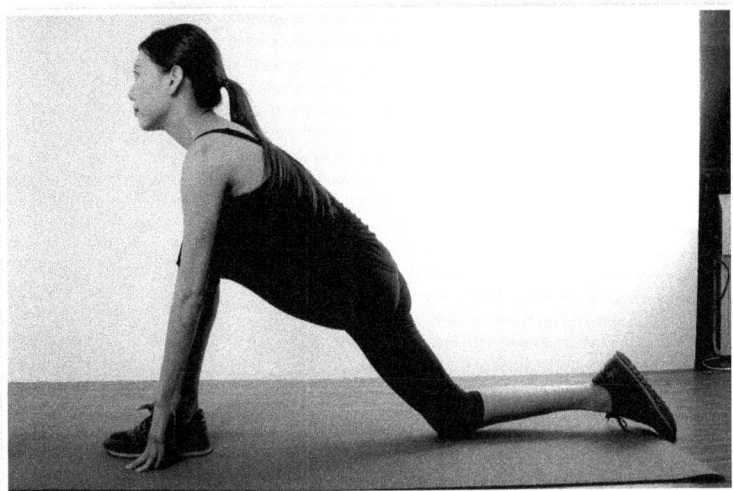

髋骨开展

按照以下步骤做到这瑜伽姿势：

1. 四肢向下。
2. 把你的右脚和膝向前，放在地上。
3. 调整臀部，尝试滑动你的左腿向后并伸直。
4. 慢慢将手放前面。
5. 另一侧重复动作。

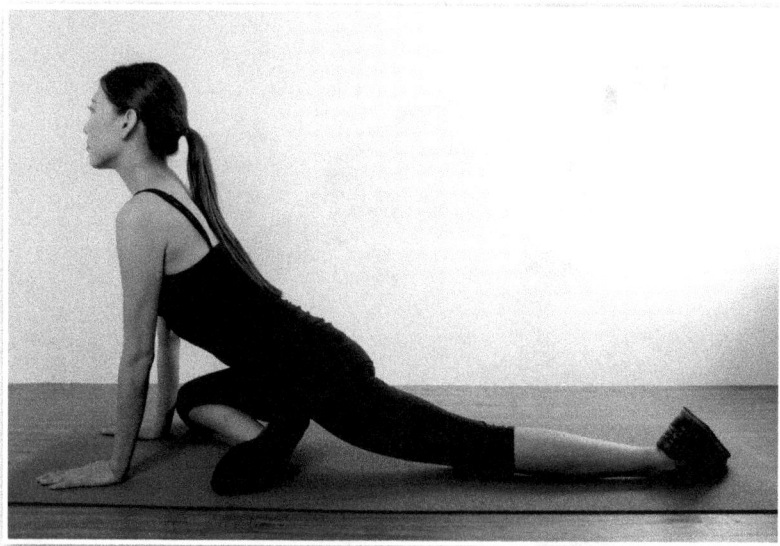

三部分拉伸

跟从下面的步骤进行这个瑜伽姿势：

6. 站直，面向厨房洗涤槽，或任何其他有栏杆平台。

7. 从水槽的栏杆向后拉。

8. 保持双脚对着洗涤槽和维持双腿伸直，从髋关节弯曲并伸展臀部。

9. 向前走，直到当你弯曲你的膝盖，双脚与大腿成正角并与地面平衡，膝部在脚跟上方。

10. 轻轻向后拉。

11. 脚跟贴着地面后前走。

12. 臀部往下蹲，回到原位。

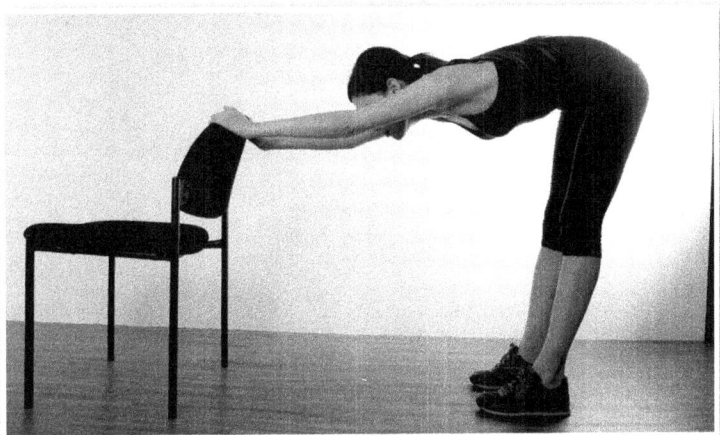

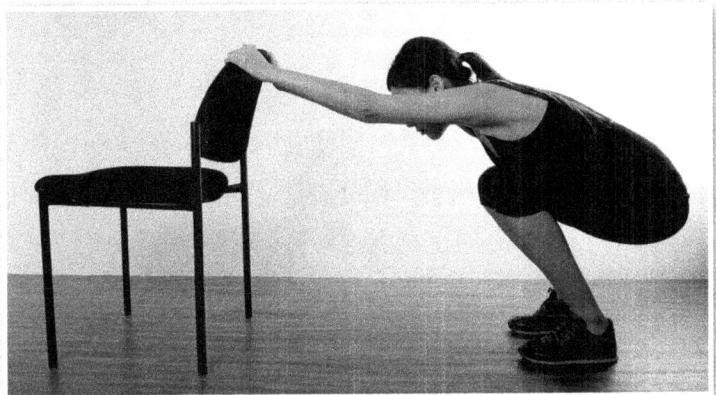

5) 职业治疗

　　脊柱侧弯经常被视为综合失调，包含患者生活多个方面。由姿势和脊柱畸形造成相关的日常生活范围开始受到影响。例如，当患上脊柱侧弯并可能需要进行治疗或配戴支架，患者的职业生涯及身体机能可能招致影响(如呼吸受到破坏)，而且更重要是，自尊和自信将大受打击。

　　正因如此，如脊柱侧弯等疾病不再单纯是身体的机能失调，而是需要寻求全面和整体的治疗方法。

脊柱侧弯的多角度影响

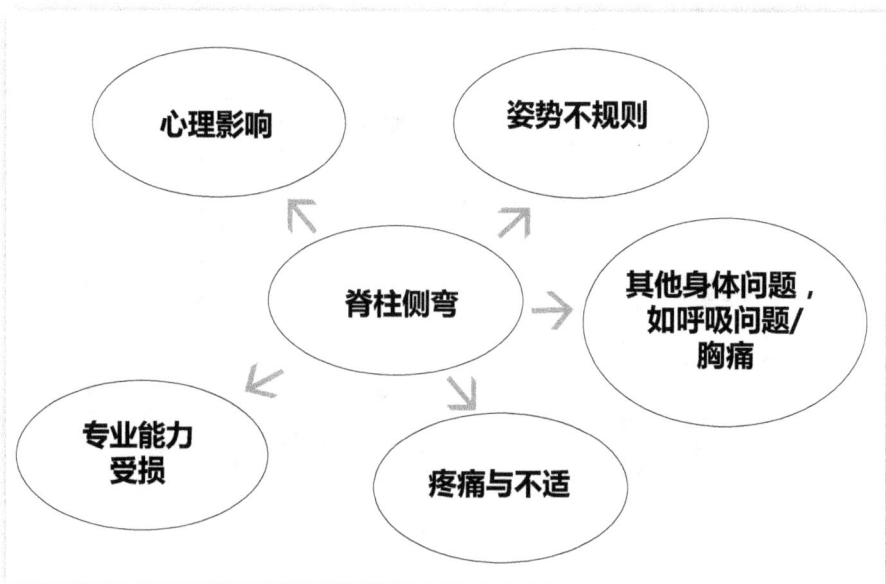

　　有见及此，职业治疗被视为是刚被确诊的脊柱侧弯患者最有效的治疗方法。作为脊柱侧弯观察阶段的重要组成部分，职业治疗师的整体方法被认为是通过多种方式，帮助解决脊柱畸形问题。

这样的话，职业治疗师到底如何为你提供帮助？一位职业治疗师为脊柱侧弯的整体管理提供协助，致力为你制定治疗方法，恢复你正常生活机能：

→ 逆转/停止你的曲线

→ 恢复你最佳的专业能力

→ 修复任何失去的自尊/自信

职业治疗最基本功能是鼓励患者在治疗过程中积极合作。

脊柱侧弯职业治疗 —— 主要亮点

虽然大部分脊柱侧弯患者都会受惠于职业治疗师的服务，但最大得益者是由疾病或损伤引起脊柱侧弯的患者，因为他们的日常生活活动也受到阻碍。

职业治疗师主要通过以下步骤，协助你在日常生活变得完全独立：

→ 评估你的状况及脊柱侧弯对你生活不同方面所造成的影响

→ 规划一个合适的干预策略

→ 持续评估以评定表现并作出策略修改

以下为一些职业治疗如何协助你与你的脊柱曲度的关键要点：

→ 进行适当活动分析和对日常生活活动作出修改，从而制定干预策略。

→ 助你更了解你的症状并为你提供管理症状的最佳方法。

→ 指导你在不同状态下重新训练姿势，包括睡觉、坐着和站立。

→ 为可能受疾病影响的自我护理，提供最佳方法。

→ 评估你治疗方法的功效和表现，特别是需要使用疼痛管理工具和练习的治疗。

→ 指导你加强生产力的最有效方法，并评估是否需要使用工具(如电动轮椅)。

→ 进行适当工作评估，并提出可改善你整体产量和生产力的方法。

→ 为你提供适合你状况的改善生活方式指引

→ 训练使用康复机器的最佳方法，如骨科设备、特制衣服和支撑物件(如束腹、卷筒、楔子和枕头)。

6) 饮食

人体致力在整体取得平衡，由身体构造至营养意识和心理健康。如果这自然平衡得以保持并在我们的日常生活当中遵循，我们的身体与其系统就会运作良好。然而，若由于疾病或不适当的生活方式等因素而导致身体不再平衡，异常也会开始浮现。

当谈到饮食和营养，可以通过识别令身体失去平衡的食物群组，定制一个合适的饮食方案，以设定正常的平衡。

要研究饮食如何可作为第一阶段治疗的工具，首先需要了解营养不足怎样成为脊柱侧弯的发病因素。一个针对欧美由1955至1990年所发表文章的相关评论表示，营养是主要引起特发性脊柱侧弯的发病因素。[1]这证实了改良饮食改变了由我们基因所推动的口味偏好和饮食习惯，有助解释营养作为脊柱侧弯治疗工具的关键作用。事实上，有充份证据显示，通过各环境变化甚或母体营养，可直接改变我们的表观遗传状态。[2]

这研究有效说明了两个事实：

→ 饮食可以是特发性脊柱侧弯的可能关健原因

→ 改变饮食有效作为治疗脊柱侧弯的第一步

现在饮食的作用已被确立，我们接下来将讲解如何发现饮食不规则和建立良好日常饮食的基本原则。

第一步 —— 识别错误饮食方式

当你决定使用饮食作为脊柱侧弯的治疗方法，第一个重要步骤是识别你饮食中可能出现问题的地方：

研究显示出脊柱侧弯与小麦或麸质过敏症状之间的一个有趣关系。在这相关性中，与小麦相关的自身抗体通常与脊柱侧弯发展有所关连。为此，你首要确保你是否有任何此类过敏或食物过敏情况。此步骤有助你分析你是否患有任何可能导致你脊柱弯曲的营养不良症状。褪黑激素，一种由大脑内松果体分泌的激素，是其中一个引致缺陷的例子。

褪黑激素与青春期生长周期相关。缺乏褪黑激素可引发青春期较正常提前，即青少年在发育期成熟得较快，影响曲线生长速度。此外，褪黑激素与钙调蛋白结合，影响细胞内的钙功能。被诊断出特发性脊柱侧弯的患者经常被发现有高水平的钙调蛋白，即其循环的褪黑色素水平较低。

因此，如你被确诊患有脊柱侧弯，你需要定期评估你的饮食会否令你过敏和其不足之处。

第二步 —— 培养健康饮食

使用营养方法，最重要是通过健康饮食，治疗脊柱侧弯。正确饮食有助你实现以下目标：

- 帮助你减轻不必要的体重
- 协助你改善新陈代谢
- 助你克服任何相关的营养不良

四个主要营养素

脊柱侧弯患者的适当饮食主要为了实现均衡的脊柱健康和骨胳营养。如果你被诊断患有脊柱侧弯，请确保你的饮食有以下讨论的足够营养素：

1) 钙

除了帮助建立骨量，钙也可作为神经和肌肉的重要矿物质。谨记，你需要吸收适当份量的钙，以及确保你身体的正确吸收。请参阅以下列表，了解脊柱侧弯患者要食用及避免的食物。

2) 维生素D

此营养素助你身体从饮食中吸引钙和磷及更有效吸收营养补充品，对良好骨胳健康至关重要。

3) 维生素E

维生素E具有强大的抗氧化能力，并通过对抗自由基提升免疫系统。这重要营养素也被认为对加强肌肉和维持健康肌肉组织很有帮助。

4) 维生素K

维生素K是具有丰富骨胳建设能力的营养素。由于这种特性，它甚至可以帮助预防骨胳相关问题(如骨质疏松症)，特别是对老年人口。

需要进食及避免的食物

下表为你详列你应该摄取的食物和你需要避免的食物，以协助改善状况。

需要进食食物	需要避免食物
新鲜蔬菜	柑橘类水果和果汁
新鲜水果	苏打水和汽水
肉、蛋和家禽	人造甜味剂
奶、干酪和乳制品	脂肪和油
发酵食品	玉米糖浆和果糖浆
坚果和种子	糖
健康脂肪	茶和咖啡
	白面粉
	垃圾/油炸食物

要点

要详细了解上述这点，可以参阅刘子杰医生的《脊柱侧弯自然预防和治疗日记》。书中详尽讲解脊柱侧弯患者所需的健康饮食要素，由可帮助的食物群组至所需营养，到最后根据个别代谢类型和脊柱侧弯为你提供理想饮食方案。

7) 电击疗法

有些脊柱侧弯病例可能对物理疗程和营养修改无预期效果。对于这类人士，电击疗法被认为是缓解痛楚，甚至可能停止曲线的一个选择。

顾名思义，电击疗法是一个利用电流进入肌肉或肌肉群组，通过收缩加强肌肉。电击疗法被认为有助改善血液循环和增加活动范围，从而帮助改善脊柱侧弯，更被广泛视为提高肌肉灵活性和适应力的最安全方法。

在作进一步了解之前，我们先认识更多有关电击疗法。电击疗法主要分三大类型，包括一般、肌肉和经皮神经电刺激，以下为每种类型的特定用途：

→ 一般电击疗法 —— 用于缓解痛楚和愈合伤口
→ 肌肉电击疗法 —— 用于加强肌肉、减少肌肉痉挛
→ 经皮神经电刺激疗法 —— 用于治疗慢性疼痛

如何操作？

通过电击疗法治疗，在骨骼的曲线位置促进肌肉收缩。

要使用电击，物理治疗师需接受这治疗方式的培训，将皮肤电极用于躯干肌肉。电极需放置在一个允许脊柱侧弯曲线处于高峰且最大程度收缩的位置。专科医生建议此类治疗大部分应在晚间进行，尤其对于儿童患者，让其进入睡眠状态。

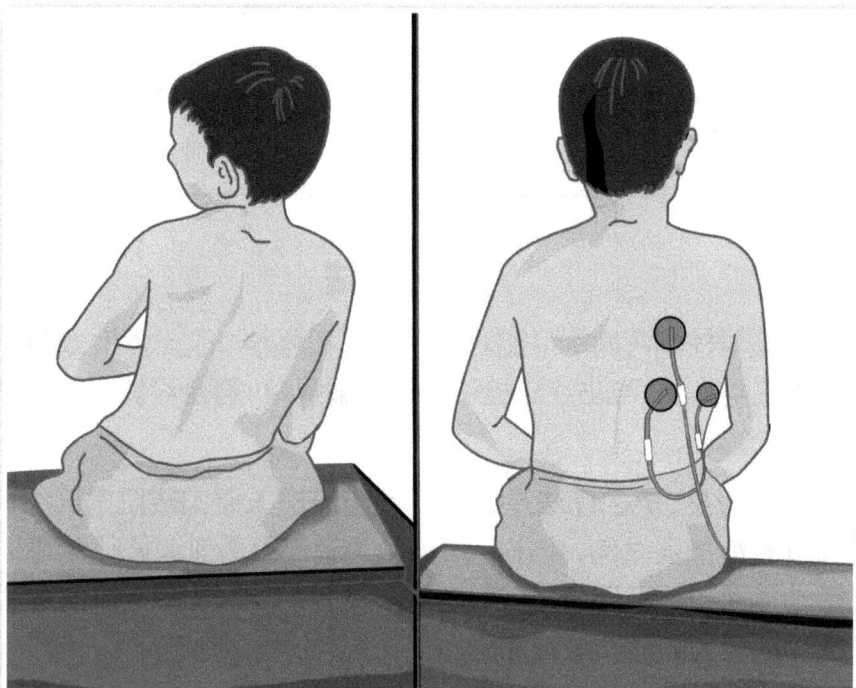

患有脊柱侧弯曲线的小孩正进行电击疗法

方法有效吗？

一个对照分析显示，一组接受电击神经肌肉疗法的脊柱侧弯患者显示大约44%功效比值。根据此研究，当骨胳棒杆臂(即肋骨与骨盘)的长度互连至脊柱曲线椎骨位置的受刺激肌肉，矫正功效将会提升。

然而，治疗方法亦存有争议。另一研究指出，电击疗法只对当中40名接受此方法的患者有效，失败比率达50%。也有其他研究表示，表面电击疗法可用作一个可接受的支架替代治疗，所以被视为保守治疗法的一个组成部分。同时，一个对107名渐进的特发性脊柱侧弯患者进行的研究显示，长期接受治疗以预防30度以下曲线进一步恶化的成功率达93%。

8) 脊椎按摩师

脊骨神经护理被视为是脊柱侧弯治疗的整体方法，强调脊椎按摩和生活方式管理，而不是依靠药物或手术。

一般来说，脊椎按摩方法预期可达到以下目标：

- 改善脊柱稳定性
- 停止曲线进展
- 减少曲度

随机报告显示脊骨神经护理对差不多70%个案有效，成功减轻痛楚与不适，甚至在某些个案中，停止曲线进展。根据一项最新研究，脊骨神经护理对减轻成人脊柱侧弯患者的疼痛和残疾相当有效。而根据这些结果，脊骨神经调整对缓解神经压力和促进脊柱排列很有帮助。

如何操作？

在你首次为脊柱侧弯到诊，你将发现脊椎按摩师均需要遵循一个高度标准化的程序，为你进行初步检查及全面评估你的病历。大部分脊椎按摩师也希望了解你的生活方式、家族病史和整体健康状态。正因如此，你首次到诊最有可能包括亚当前屈测试。请参阅第五章了解更多关于此测试的资讯。测试配合一些动作研究，主要用以确定脊骨神经护理是否适合你。

你的脊椎按摩师将通过以人手按摩试图使你的腱和韧带放松。通过这脊柱刺激，你的脊椎按摩师将尝试重新锻炼你的肌肉，让其回到原来位置。

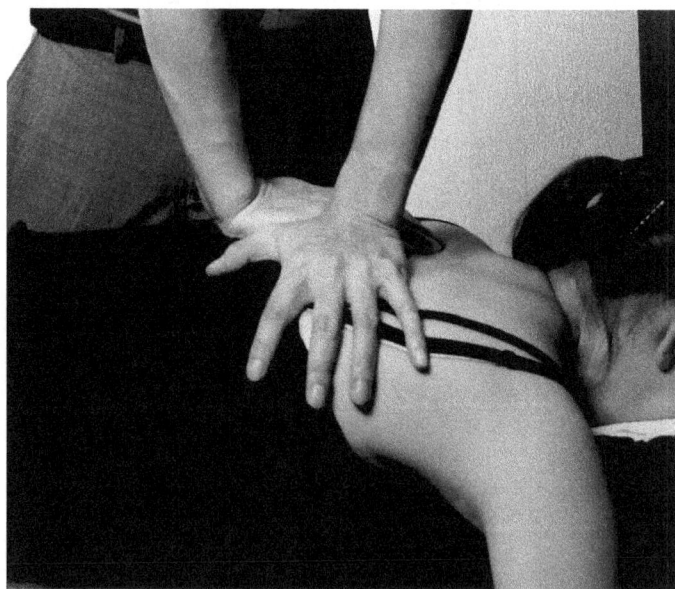

**一位脊椎按摩师正进行
脊柱侧弯治疗**

视乎你的曲线和详细病历,你的脊椎按摩师将会使用以下其中一个方法为你进行治疗。如合适,你的医生甚至可能结合两个或以上的脊椎按摩技术。

→ 牵引按摩:这方法目的是为了让你的脊柱肌肉放松,使脊柱活动更有效和舒适。对于这种方法,您将首先被要求用背部躺下,并将枕头置于你的膝盖下面。现在,一组专门设计的滚筒在你的脊柱上下移动,伸展背部肌肉。

→ 运动锻炼:正如我们上面所讨论,运动锻炼能大大减轻脊柱侧弯引起的疼痛与不适。作为你脊椎按摩治疗的一部分,你会被指定一套特定练习,以加强你的背部、颈部和四肢。

→ 人工按摩:使用正确技巧按摩可有效减轻疼痛及改善循环,从而帮助您的状况。治疗也可能联合其他方法,如电刺激、肌肉刺激、超声波或冰/热治疗,增加成效。

→ 生活方式改变:生活方式可能比大部分人想象中,对脊柱侧弯成因有更大影响。脊椎按摩师会建议适当改变自己的生活方式,可能包括的步骤如减少饮酒、戒烟和健康饮食等。事实上,部分最优秀的脊椎按摩师在治疗脊柱侧弯时,还会规定详细饮食和患者的运动时间表,以协助改善他们的病情。

作为脊椎按摩治疗的一部分,你的医生也可能建议进行辅助治疗,如增高鞋垫、脊柱按摩、电击疗法或等张/积极运动。值得注意的是,使用此类治疗的脊柱侧弯患者有相当的正面效果。

整合方法

当整合不同方法为畸形进行整体和天然脊柱侧弯治疗，反应通常很好。例如，结合正确饮食修改与合适练习经常被视为有效管理脊柱侧弯的方法。你可参阅在一系列著作和DVD说明的大量类似资料和方法，包括《健康掌握你手中：预防和矫正脊柱侧弯的体操练习》DVD(国际版)等。你可在诊所安排一个专属预约，了解更多此类整合治疗方法。

9) 另类疗法

当谈到人类健康，天然疗法往往是最有效的解决方法，以恢复身体原有的平衡与活力状态。有专科医生反驳，脊柱侧弯是一种主要的脊柱畸形，可能对温和的另类或天然类疗法没有太大反应。然而，研究展示出这些天然草药和另类疗法有效恢复人体健康平衡、缓解痛楚，而两者均是治疗脊柱侧弯的基本要求。

话虽如此，患者先要确认被质疑的另类疗法是否已经过足够研究和科学证明其于脊柱侧弯管理的作用。

在本节，我们将讨论一些常见、可用于脊柱侧弯的另类疗法。

a) 顺势疗法

为治愈主要症状，以下的顺势疗法可能被用于脊柱侧弯：

- 碳酸钙
- 泻根
- 氟化钙
- 硫酸钙
- 双氯化汞
- 硅剂
- 磷酸

- 马钱子
- 砷
- 颠茄

b) 精油和芳香疗法

专科医生也谈及有效技巧，被称为雨滴技巧，沿着背部、颈部和脚部，使用九种不同精油配合不同压力和湿热敷。

c) 草药

为满足身体对必须营养物的需要，如矿物硅石对骨骼健康至关重要；你也可以尝试马尾草疗法。此外，你甚至可以在花草茶加入马尾草。或者，你可以在水中加入10至15滴酊剂定期饮用。每日摄取一茶匙马尾草也是同样有效的疗法。

d) 生物反馈

这是另一种你可用于脊柱侧弯的补充医学技巧。生物反馈教导你通过大脑帮助，控制你的身体功能如心脏速率。连接到你的电子传感器，你会学到测量和接收关于你身体的资料。最后，你将学会你身体所产生微妙变化，放松肌肉和缓解痛楚。

其他疗法

一系列其他疗法可尝试用在被确定为合适人选的患者，包括：

- 巴赫花
- 情绪释放技术
- 颅/骶疗法
- Bowen技巧

> ## 选择之间仅差一线 — 多方式方法
>
> 选择治疗方法可能殊不简单。多个方法的好处仅差一线，如身体锻炼、瑜伽和姿势控制等。因此，结合多种疗程的多方式方法经常成为最佳和最有效的疗法。在此阶段，你需要聆听你身体的反应，并制定切合自己需要的脊柱侧弯管理计划。
>
> **在这阶段，患者被强烈建议不要采取未有足够研究或错误宣称提供快速效果或治疗的方法。**

10) 支架

什么是支架？

支架是定制的矫形器，希望将身体推回原来位置。现代支架的历史被认为要追溯到1946年，Blount和Schmidt开始使用支架作为术后固定或非手术治疗。根据全国脊柱侧弯基金会(National Scoliosis Foundation)报告，每年有30,000名小孩使用支架作为治疗。

发明支架目的是预防曲线进一步进展，但可能对逆转曲线或治疗脊柱侧弯影响不大。

何时需要使用支架？

临床学来说，你如果属于以下任何类别，将会被建议使用支架：

→ 中度规模的曲线(25至40度)

→ 渐进曲线，并在过去1至2年增加了超过5度

→ 处于骨胳发育成熟年轻的阶段，仍有很大成长空间 (Risser评级相等于0至2)

支架类型

有不同类型的支架可用于阻止你的脊柱侧弯进展。支架可根据不同材料区分，配合所需要覆盖的身体范围或每天配戴的时间。

考虑因素

你的医生和矫正器修配者(一个专门从事生产这设备的专业人员)在决定你需要使用何种支架时，一般会考虑以下要素 。

→ 你的曲线位置

→ 你的曲线灵活度

→ 曲线数目

→ 你脊柱椎骨位置和旋转

→ 你的年龄、性别与专业

→ 过去病历

以下，我们将会简单介绍每种可用的支架选项。

a) 米瓦尔基(Milwaukee)支架 —— 全躯干支架

米瓦尔基支架为一个全躯干支架,每天需要配戴23个小时,并只可在进行如练习和洗澡等活动时被短暂拆除。此类型支架包括放在前面的一支宽扁棒和背后两支小棒。背部的两支棒连接一个绕着颈部的环状物,而这环状物有一个下巴支撑和一个后脑勺支撑。

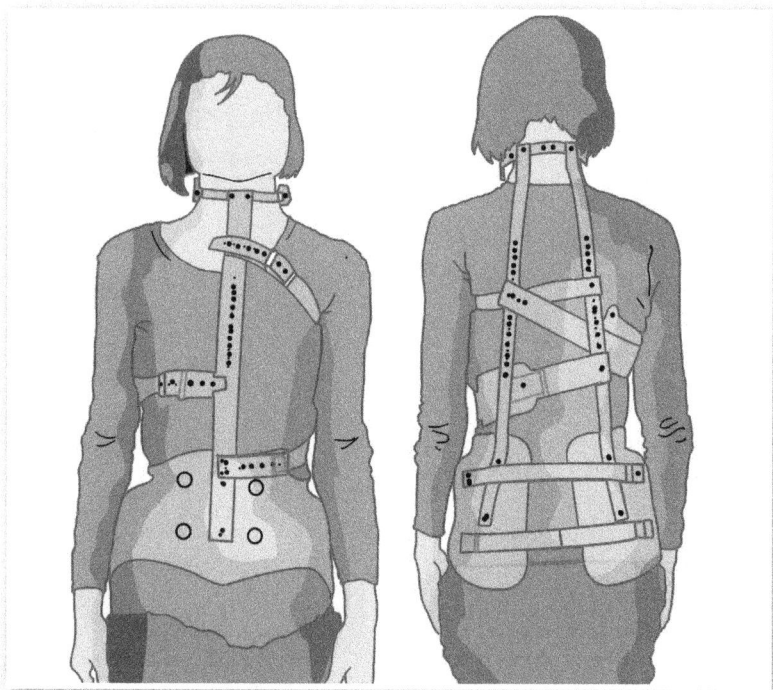

b) Charleston弯曲背架 ——　夜用支架

　　Charleston弯曲支架以模压塑料制造，为一个被普遍使用的晚间支架，以三条带固定，方便调节。由于Charleston弯曲支架有助患者在配戴时舒缓不适，对治疗目的很有帮助。专科医生也相信，此类夜间支架充份利用青少年的自然激素生长，而激素生产高峰时间正是午夜与凌晨2时左右。

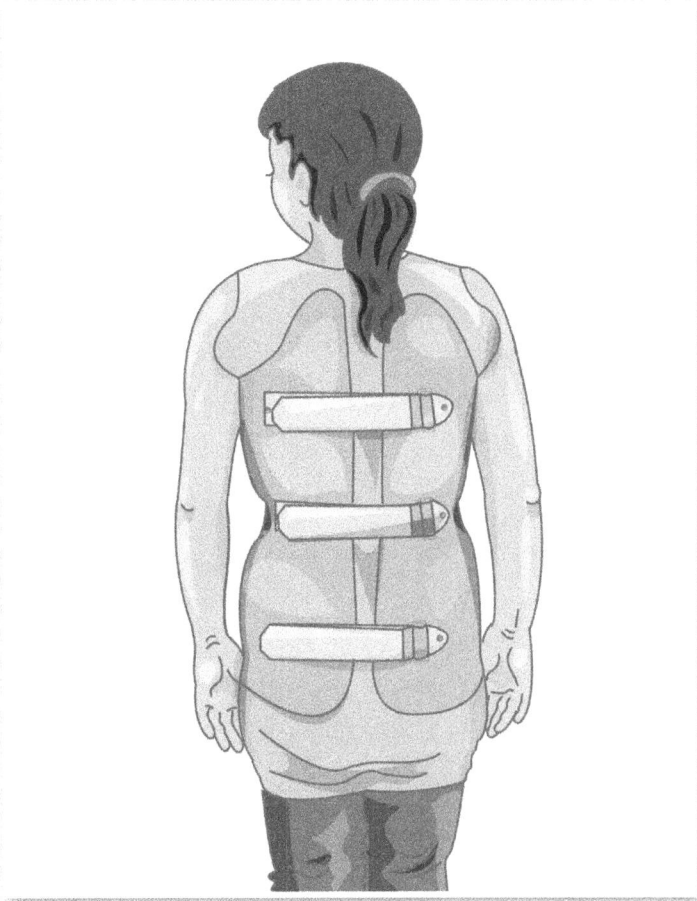

c) 波士顿(Boston)支架 —— 胸腰骶骨矫形器

波士顿支架常被形容是治疗中或低背部曲线最有效的支架类型。此外,它也是世界首个取得专利的模块预制支架系统。它基本上是一种胸腰骶骨矫形器,意即模塑背部支架,可以非常贴近皮肤。

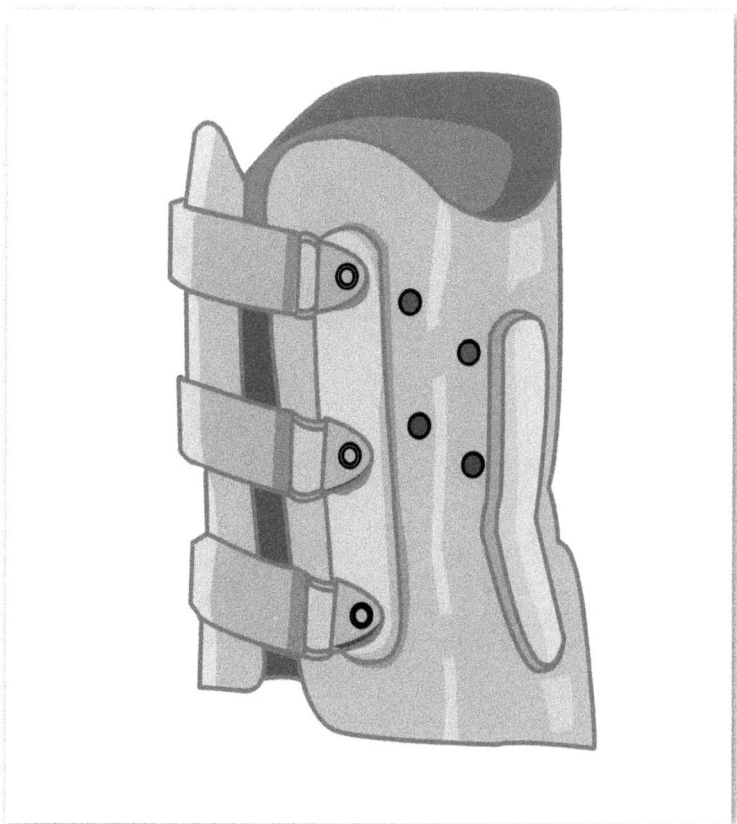

d) Providence夜用型侧弯矫治护具

Providence夜用型侧弯矫治护具是另一种夜用支架，承诺为患者踢走配戴时的不适与笨拙感。支架需要患者躺在有矫正作用的板子上，进行量度以预定矫正垫所放位置。本支架可与波士顿支架配合使用。

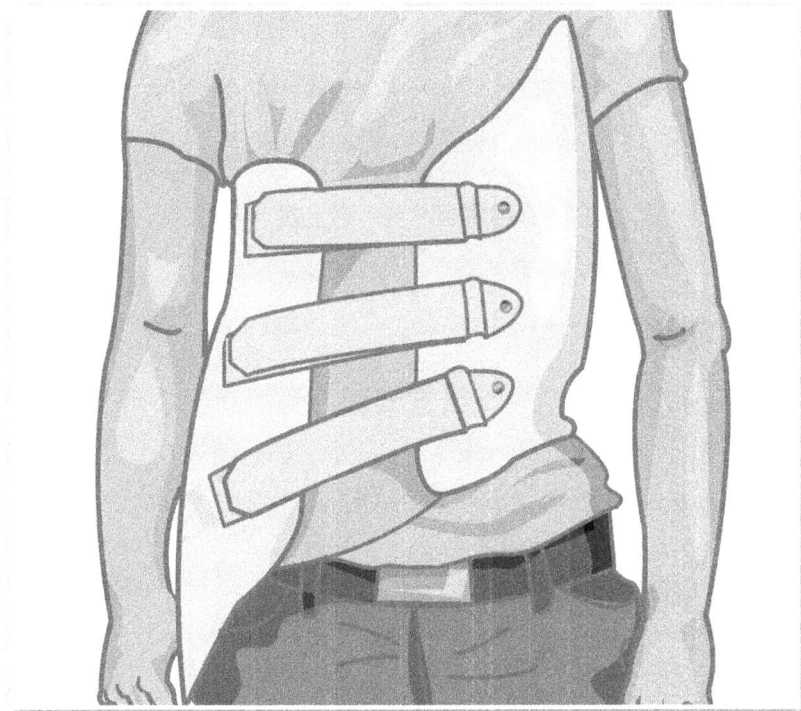

e) SpineCor矫正脊柱侧弯支架 —— 灵活支架

SpinCor是知名的灵活支架,以坚硬、贴身的金属和塑料,为患者提供最需要的缓解。

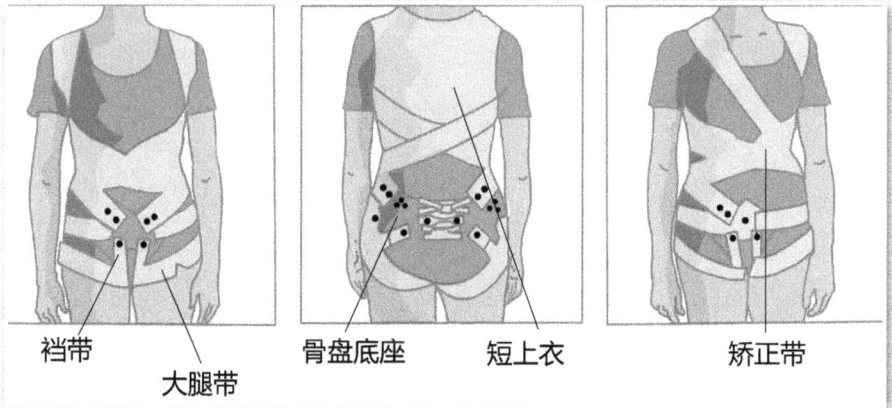

档带
大腿带
骨盘底座　短上衣　矫正带

配戴支架是否有效?

很多现有理论是有关配带支架能提供帮助还是可避免。在我们继续之前,先说明一下研究对支架功效有何看法,让我们先查看部分使用支架最明显的优点与缺点。

优点:支持使用支架的因素

→ 可停止曲线进展
→ 可将脊柱推回正确排列
→ 现代的种类可轻易把支架配戴在衣服内
→ 有助日间正常工作(夜用支架)

缺点:应避免使用支架的原因

→ 坚硬和不灵活的构造,限制活动
→ 制造支架的材料可能引起疾病/过敏
→ 如果配戴不正确,可能使曲线恶化

→ 很多支架需要配戴一整天，因而引起不适

→ 一旦停止配戴，曲线可能会继续恶化

→ 可导致严重的仪容和自信问题，特别是对于青少年。

专家有何话？

由于研究支架对脊柱侧弯治疗是否有效有相当分歧，就用Goldbery在1993年在都柏林对没有配戴支架的患者进行的观察研究做例子。她发现，即使患者有配戴支架，她诊所里的手术数目几乎与前一样。[3]

一组由Cochrane Summaries进行的研究表明，的确很少证据显示支架对管理脊柱侧弯比观察管理甚或疗法(如电击)更为有效。[4]这类研究严重质疑现在的支架系列的有效性和效率。

然而，一项由脊柱侧弯研究学会委托的类似研究发现，相比没有应用任何治疗，配戴支架的确防止曲线增大。[5]虽然这类研究没有指出支架的可能功效，但医学报告明确强调这治疗方法的效用渐减。

实际上，就此事存有不同意见。比方说，有证据显示夜用支架如Charleston弯曲背架，相当有效，此乃主要归因于其在晚间睡眠时使用。另有研究指，95名配戴Charleston弯曲背架的患者中有77%的情况有所改善，当中患有25至30度曲线的病人成功率为80%，患有较大范围由31至40度者的成功率为76%。[6]

另一个由脊柱侧弯研究学会自然历史与流行疾病委员会进行的分析透露，患者使用横向电击疗法显示成功率39%，而在至少92%个案中支架可停止进展。[7]类似研究也表示，通过配戴支架在成熟期曲线缩小至50度或更少，其随时间进展的可能也会较少。

摘要 —— 这意味着什么？

对你作为一个患者来说，我们对支架用作治疗脊柱侧弯的功效列出重点：

→ 支架绝对是停止你曲线的一个尝试。

→ 它较为是一个管理你状况或停止曲线进展而并非治疗畸形的工具。

→ 如果你使用支架配合主动识别征兆和处理发病早期如在《预防和矫正脊柱侧弯的体操练习》DVD和《脊柱侧弯自然预防和治疗计划》书籍之说明以及其他疗程，效果将会更佳。

→ 坚硬的支架可能会导致肌肉萎缩。

→ 由于美观问题，支架一般不是青少年的优先选择。

→ 如果曲线超过45度，支架不会有效。

→ 如果小孩仍年轻并按每日规定时间及年期配戴支架，支架将提供最佳效果。

→ 延长配戴这类支架(特别是米瓦尔及波士顿支架)可能导致其他相关身体伤害和疾病，也可以引起皮肤问题如发痒及皮疹。

→ 坚硬的支架可能限制呼吸和肺活量。

→ 因为它可能与其他非侵入性方法一同使用，并不能确定其对脊柱侧弯的缓解。

→ 男女生的结果有异，而且在不同年龄组别也有差别。

→ 临床研究有关配戴支架所取得的改善是可在停用支架后仍然可持续的结果各异。

→ 由于其对身体造成的不适和限制，支架并非一个可长期使用的选择。

11) 手术

最后一种选择

根据国家脊柱侧弯基金会估计,每年有差不多38,000名患者进行脊柱融合手术。另一组报导宣称,无论治疗采用何种的方法,近6%脊柱侧弯病例将需要手术治疗。

当我们谈论脊柱侧弯治疗方案,观察和管理工具于上述解说依然是使用最广泛的选择。当使用预防疗法如进行姿势控制、物理疗法、电刺激和饮食管理等,一般均有一组预期效果。当中最重要的期望是:

→ 停止曲线进展

→ 缓解疼痛

→ 逆转部分曲线

→ 提高效率,曲度被早期破坏

专科医生使用这些方法的不同组合直至找到适当的缓解措施。然而,需要考虑的是,保守管理在各种状况下,不能取得所需效果及治疗预防。在此,我们列出首十个可能需要手术的原因。

首十个考虑手术的原因

1. 如脊柱曲线超过40度及其他保守方法效果不理想。

2. 如曲线较少但由于特定原因令效果不理想，如美观问题或状况对专业或个人生活有负面影响。

3. 如曲线延伸程度令其他方法(如运动和电刺激)效果不理想。

4. 不论程度或正使用的治疗，如曲线导致难以忍受的不适或不便，或干扰到正常生活。

5. 如曲线导致其他严重问题，如肺功能异常或心脏问题。

6. 如大部分医疗咨询均提议此矫正方法。

7. 如医生的建议表明患者处于适合进行手术的骨胳成熟度及曲线进展度。

8. 如经考虑患者健康状况或生活方式后，发现运动和支架等措施不可行。

9. 如曲线进展至最大程度而且不会进一步恶化，但其并发症风险持续增加。

10. 如曲线影响你整体的生活质量。

脊柱侧弯的真实故事：配戴支架

一个11岁的女学生被诊断出患有脊柱侧弯。作为一个游泳爱好者，她不太担心，因为她相信自己好动的生活方式，会让她克服畸形。同时，她知道这是家族里的遗传性问题，所以也预期曲线会出现。

当她知悉其曲线后，医生为她使用等待和观察方法约两年时间。不幸地，经过这两年后的另一次到诊，发现她的曲线出现相当显著进展。她被要求配戴支架两年，每周七天，每天24小时。由于其活跃的生活方式，坚硬的支架很难调整，令她感到不舒服和容易出汗。

不管怎样，她还是与支架为伴两年，并希望被告之其曲线已好转。然而，当她知道其脊柱已发展成双曲线，实在很震惊。她的双曲线为胸椎和腰椎曲线而且增长出度惊人，前者达45度而后者更达55度。

即使她尝试配戴支架已有相当一段时间，其曲线仍无改善。因此，她只得一个选择，就是脊柱融合。通过对患者的观察下，我个人的意见是，单独使用支架通常无效。我的第一本着作《脊柱侧弯自然预防和治疗》说明了为何单靠支架并不能处理、减少或停止曲线。最终，天然疗法包括生活方式改变、定期练习和积极的康复治疗，不论结合支架与否，通常是更好、更有效的方法，以加强脊柱和稳定曲线。

第二部分

手术之路

第九章
手术的决策

本章是为了已进行全面非侵入性治疗或被建议考虑手术的患者而设。在此，我们将讨论不同因素，以协助你决定你是否一个脊柱侧弯手术的理想人选。

手术 —— 选择

整个脊柱侧弯治疗过程由你与你的医疗服务提供者考虑"等待与观察"方法开始。你的曲线已经被检测和量度，并理解你的疾病状态。如果你与骨骼成熟还有一段距离而曲度已是25至30度，或骨骼已完全成熟而曲度是45度左右，很大机会你已经过严格的姿势和饮食管理、身体锻炼、瑜伽、电刺激、身体及职业治疗、脊椎按摩调整等。如果你的曲线停止和症状消退，你可在不久将来继续此类管理选择。

然而，研究表明，有脊柱侧弯个案将：

→ 只对手术有反应，否则曲线会继续进展至威胁生命

或

手术的决策 ◆ 159

→ 曲线导致疼痛或不适，以及对患者的日常生活做成极大不便

手术成为整个脊柱侧弯治疗计划的最后对策。然而，手术决不能被视为另一种治疗形式。脊柱侧弯手术是可影响一生的决定，因此需要仔细分析与思考。毕竟，脊柱侧弯是一种严重的侵入性程序，还可能在手术后即时及以后引起并发症。

正于我们在之前已引导你通过完成筛查、诊断和测量你的曲线，我们现在带领你作出一个具挑战性的决策——进行手术。我们解说一组七个简单因素，可用作帮助决定你是否应该要进行脊柱侧弯手术。往后章节也会确保你拥有全面知识，了解你的手术程序、后遗症和对你生活的影响。

阅读关于这七个决定性因素的详细解释。

问你自己七个问题

1. 你的曲线状态如何？

你的曲线状态对决定你是否考虑进行手术以矫正脊柱侧弯很重要。你将需要在几个主要方面审视你的曲线，如严重程度和位置。我们在此说明有关你曲线的每个方面：

严重程度：一般来说，如果你的Cobb角大于45至50度并造成严重不适，你将会被建议进行手术。这对于小孩和青少年尤其正确。

你的曲线位置：根据你脊柱侧弯位置是否在你的上(胸椎)、中(胸腰椎)或下(腰椎)脊柱，你的医生会决定手术是否唯一选择。

2. 你的骨胳系统有多成熟？

取决于你剩余的脊柱增长空间，你的医生将做出相应决定，而关键在于你脊柱是否仍处于生长阶段抑或已全面成长。如果你的曲线度数高并与脊柱成熟有一段距离，医生可能希望延迟

手术。相反，如果你的脊柱已到达约45度及你的骨骼已完全成熟或全面生长，以及你的曲线会引起重大问题，手术可能是适合你的选择。你可参阅第七章以阅读更多有关骨骼成熟、Risser征兆，以及它如何影响你的脊柱侧弯曲线进展速度。

总之，如果你的曲线尚有进展空间和你的骨骼尚未成熟，你的手术可以稍为推迟。

3. 你的曲线进展风险如何？

曲线进展有较大风险的患者更有可能被建议接受手术。你可参阅第七章了解更多因素，预测你的进展风险。例如，如果你骨骼尚未成熟，曲线进展机会较大。同样的，曲度大于50度的成人，其曲线会较有可能进一步进展，因此需要手术。

4. 保守的非侵入性方法多有效？

一般情况下，个别患者对观察方法的反应研究为期约6至12个月，以分析方法的有效性，如姿势控制、饮食管理、物理疗法、瑜伽、电刺激、脊椎按摩等。另一个需要在此考虑的问题是，支架对你的功效如何。比方说，某些医院避免为小孩进行手术，除非其曲线已达80度左右。然而，如果有一个小孩的曲线为50度但快速发展，那么他/她立即成为脊柱侧弯手术候选人。

我坚信，使用非侵入性的保守管理治疗应是永远的第一选择。在你考虑手术之前，请确保你已试尽了其他方法。此外，建议考虑不同神经外科或矫形外科医生的意见以作出明智决定。

5. 你的健康的足以承受手术吗？

除上述外，您还需要审视你的健康。你的健康如何？你是否遵循一个良好的均衡饮食和锻炼方式？换句话说，你是否拥有一个健康的生活方式？所有这些因素将有助判断你是否有足够的健康,承受与手术及康复相关的可能风险。我们将会在下一章告诉你更多有关手术涉及的风险。

6. 你有适当的财务状况吗?

脊柱侧弯手术可能是你一生所进行最昂贵的程序之一。研究显示,在美国,每年有近20,000宗哈氏棒(Harrison Rod)植入手术进行,而每个手术的平均费用为120,000美元。你需要知道你保险的覆盖及其相关方面,如到诊费用及康复费用等。你将会在第十一章看到更多有关费用的资料。这些因素在不同国家有所不同,因此,研究和核实费用非常重要。

7. 比较方案

更重要的是:受脊柱侧弯或承担手术费用对生活所构成的成本与不适?此形成了其中一个最重要的决策,需要你为以下三个因素进行比较分析。

所有这些因素用作比较你进行手术前及后的生活。研究这三个因素后,你将决定你是否能忍受你的畸形,或是宁愿承受进行手术及面对可能的风险、后果或副作用。

首先,你要分析脊柱侧弯在以下三个方面对你生活的影响:

a) 你的健康

你的整体健康承受到多大痛苦?你是否开始感到任何进一步并发症,如呼吸困难或无法进行日常运作?问问你自己,你是否可以承受这些症状还是觉得进行手术会更好?

你也需要确定你的曲度是否正影响你身体任何其他方面。举例来说,如果你开始感到症状如神经系统并发症、肺功能异常和胸闷等,脊柱侧弯手术可能是最适合你的选择。

b) 你的财政

你目前每日的护理、治疗和药物花费多少？你会否愿意花费在正确饮食、运动和生活方式而非手术当中？

c) 你的生产力

你日常生活中的生产力受到多大困扰？你是否认为与减少的生产力为伍较以手术改善生产力对生活更好？一个对比分析协助你决定你是赞成或是反对手术。

注意：这帮助你了解每个以上存在因素与彼此相关。例如，如果你的曲线超过45度，但你已到达完全骨胳成熟及相信你可通过非侵入性方法管理你的状况。这样的话，你可能可使用脊柱侧弯管理而无需进行手术。然而，你仍需每年最少一次，探访专科医生以查看你曲线进展的任何征兆。

摘要

最后，以下图表给你一个某些对你最重要问题的简要总结，决定脊柱侧弯手术是否最适合你。

脊柱侧弯的真实故事：一个困难的抉择

曲线的范围通常是最重要的一个因素，有助于决定进行或反对手术。

一个12岁女生在学校的筛查中被诊断出患有15度曲线。由于曲线轻微，她被用上等待与观察方法（这方法我从不建议）。可惜，两年后的另一次筛查，她的脊柱曲度已进展成30至35度。在这阶段，她需要配戴支架，希望以非侵入性方式控制曲线。可惜，这位少女的发育期相当迟，因此令支架对她的曲线毫无影响。当她到大二的时候，脊柱更达45至50度。然而，因为她疼痛程度不多，医生推迟手术一段时间。

不幸的是，在几年时间内，她的曲线飙升至令人震惊的70度，这是在她生第一个小孩后的短短几个月。医生终于建议立即进行脊柱融合手术，并最后在宝宝出生后七个月进行。观察与等待是一种过时的做法，往往会导致曲线恶化。在脊柱侧弯的第一个征兆出现后，患者应该努力加强脊椎和平衡周围的肌肉。怀孕是一个重要时间，因为母亲需要学习如何有效照顾宝宝的同时，防止出现脊柱侧弯恶化。在我的著作《脊柱侧弯与健康怀孕必备指南》可了解更多相关资讯。

摘要 —— 你是否需要进行脊柱侧弯手术？

☐ 你的Cobb角测量是否40度或以上，并在一系列重复测试继续显示进展？

你必须在手术前，你认真需要考虑手术。

☐ 你的身体、骨胳结构和脊柱是否仍处于成长的年龄？

如果是，你可考虑再等待一段时间才决定是否进行脊柱侧弯手术。

☐ 你是否受任何特定因素影响，令你的曲线更容易进展？

如果是，需要考虑手术，因为你的曲线可能对非侵入性方法并无反应。

☐ 你财政上是否可负担当中涉及的开支？

如果你认为手术是唯一可行的选择，最重要考虑的方面是，手术是一个昂贵的程序，需要适当的保险覆盖。

☐ 你的健康是否足以承受手术？

你必须在手术前，确保你保持良好饮食、定期锻炼和有一个健康的免疫系统。

☐ 你是否有尝试过各种非侵入性方法的可用组合？

请确保你已试过所有其他选项。

☐ 你是否已分析忍受疼痛还是手术风险哪项成本较高？

请确保你以你最大能力就所有因素进行对比分析。

移植与融合 —— 手术会发生什么？

虽然随后章节会阐明实际的手术过程，下面先来了解手术的基本知识，以更清楚所涉及的风险。

概括而言，你的手术以两部分进行(如下图示)。

第一部分：你的脊柱会被坚硬钢棒拉直。

第二部分：第一部分矫正的位置会通过骨移植物融合。骨移植物基本上是从你身体其他部分所取得的骨片(如骨盘)或由骨库取得。融合将防止脊柱进一步弯曲。

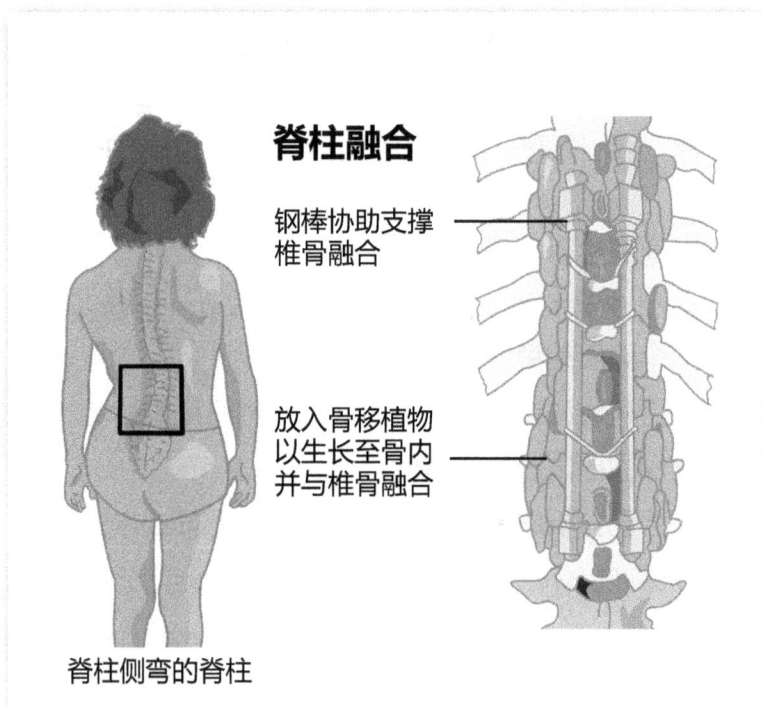

脊柱融合

钢棒协助支撑椎骨融合

放入骨移植物以生长至骨内并与椎骨融合

脊柱侧弯的脊柱

第十章
评估脊柱侧弯手术风险

在上一章已帮助你做决定，我们在此将为你的决策过程提供更多协助。整个章节中，我们会列出与脊柱侧弯手术相关的可能风险和并发症。

在这一章，我们将讨论在手术进行期间或之后的各种风险和并发症，希望藉此教育患者，他或她可能面对的风险。患者及外科医生可就手术的潜在好处是否高于潜在风险作出决定。

总体来说，手术风险可出现在进行曲线矫正程序的全部患者当中约5%。同时，一个在1993至2002年间，就有关矫正特发性脊柱侧弯融合手术所进行的调查指出，小孩的并发症病发率维持15%，而成人的发生率则达25%。

八个你需要知道的医疗风险

在这部分,我们列出八大可能在脊柱侧弯矫正手术程序出现的严重医疗风险:

1. 感染

由使用的固定方法或其他环境因素所引起的术后感染是最常见的脊柱侧弯手术后并发症之一。虽然其发生机率约为个案的1至2%,患有大脑性瘫痪的小孩由于其低免疫力水平,最常出现感染。

感染的其中一个主要原因是在手术后,你的免疫系统会处于受损或虚弱状态约三个星期。

伤口感染是另一个在术中或术后常见的情况。这风险可通过在手术前使用相当程度的口服或静脉注射抗生素减低,并在手术后约一周或更长时间持续服用或注射。在极少情况下,可能需要作一个简单的手术程序,以清洗和消毒伤口,抵御进一步疾病。

2. 神经受损

在进行矫正曲线手术时,额外的力量被施加于患者脊柱而引致神经受损。截瘫就是最常见的神经受损形式。

当发生这种情况时,患者可能在一条或两条腿经历部分或完全虚弱或麻痹。如面对此类术中神经受损,你可能在日后生活出现大小便无力。正是由于这个原因,需要不断在手术程序为患者进行神经监察。

在进行手术时,患者脊髓的感官和运动神经会被以下将会讲解的工具和测试持续监察。

Stagnara唤醒测试

唤醒测试常于手术过程中进行,以唤醒运动通路功能。在测试中,患者将短暂在手术过程从麻醉中被唤醒并被检查身体感官反应。你的麻醉师会叫醒你,请你扭动脚趾、移动你的脚或做类似动作。如果发现任何异常,你的医生将会采取适当措施。否则,整个手术程序将按计划继续。

皮层体感诱发电位

这是另一个特定测试,以小电脉冲在腿部由大脑取得这些电脉冲的读数。任何电脉冲的反应将指示脊髓的损坏和作即时矫正的需要。而运动诱发电位则是另一种工具,在术中阶段用以评估脊髓任何损害。在这过程中,记录运动皮质层经过直接刺激后引起的肌肉反应。

除了能够识别任何损坏,这些工具和测试将引导你的医生在脊柱侧弯手术时的安全和可能矫正范围。

3. 硬件和融合系统问题

在很多情况下,融合手术所使用的固定方法和设备如钩、棒和螺钉可能造成手术后问题。钩或螺钉脱落是最常见的风险。在少数情况下,用作拉直脊柱的钩可能从原来的位置移开。这种移位发生的情况约为5%,通常需要额外手术纠正,特别是当它引起很大痛楚或指出曲线范围进一步增加。

此外,棒移位和不适是另一个并发症。在某些个案,棒系统没有正确固定到脊柱,可引起早前矫正的部分损耗。矫形棒通常由钛金属或不锈钢制造,很少可断裂,因此一旦发生,即代表脊柱并无正确融合。

在另一些情况，矫形棒可能开始与身体其他敏感部位摩擦，而这种不适感可于手术后一至五年出现，一般发生在少于约10%患者身上。

大部分由硬件和固定方法所引起的问题需要手术修正，并多数需要置换硬件，以及进行脊柱复位和重新排列。

4. 假关节

这是一个骨骼未能在任何术后脊柱水平融合的状况。假关节通常发生1至5%患者身上，并在手术后多年才浮现。假关节是由手术部位发展出来的一种痛楚状况。简单来说，是使用的骨移植物不能正常愈合和出现进一步并发症。要治愈，你的医生将会放入更多骨移植物于未融合的区域。

5. 药物与麻醉反应

在某些情况下，患者可能对手术中使用的麻醉或药物出现不良反应。如果你知道你可能对麻醉药有任何过敏感或反应，预先约见你的麻醉师，讨论如何在手术中避免任何并发症。

6. 肺部问题

在某些个案，患者很可能发展出轻微至中度肺部病症。虽然它可以在各种患者身上发生，但最常出现于由神经肌肉疾病(如脊柱裂、大脑性瘫痪或肌肉萎缩症)引起脊柱侧弯的小孩身上。这些呼吸和其他与肺部功能相关的问题，一般在手术后一星期出现，如果不太严重，将需约三至四个月消退。

7. 椎间盘退化

在后腰进行融合手术可能会大量增加椎间盘压力，并导致椎间盘退化，而由于年龄因素，较年长患者在脊柱侧弯手术后患上此状况的可能性最大。当某部分脊柱的融合完成，融合部分的上、下段将需要更努力以维持流动性，因而导致年老退化及磨损。

8. 失血

大多数手术，由于大量肌肉剥离和位置外露，均有失血或出血过多的风险。为此，专科医生建议患者捐出自己的血液(自体贮血)或预先安排血液，以防需要进行输血。你将可在第十三章看到更多有关手术准备的资料。

其中有关此的最新突破是促红细胞生成素，被认为可增加红血细胞在脊髓内的生产。

其他并发症

虽然很少其他并发症，但如果在特定的时间范围内没有治疗，有可能造成严重损害，当中包括：

- 胆结石
- 血凝块
- 胰腺炎
- 肠梗阻

> **我有何损失？**
>
> 在评估风险以试图决定其是否值得考虑时，问自己一个简单直接的问题：
>
> 你是否觉得忍受目前的状况会较考虑以上的可能风险更轻松？

一般危害与风险

1. 康复时间长

虽然这是大部分手术的相关风险，脊柱侧弯曲线矫正手术可能需要很长时间恢复。

对于小孩来说，如果没有其他并发症，脊柱侧弯康复期将为最少六个月。对于成人，康复时间预期同样漫长而且速度非常慢。虽然你在往后可以得到很多好处，但在整个康复期，你的活动受到很大限制。实际上，你需要多久时间康复取决于多种因素，如病历、年龄、性别和你目前曲线严重程度。

你可向你的医生咨询以更清楚了解康复阶段及手术风险是否大于预期收益。

2. 慢性疼痛

完成脊柱侧弯手术后，你可能需要忍受你背部的慢性疼痛一段相当时间，尤其在你的腰椎或下背区域。主要的解释是，你的脊骨已被融合，进一步限制你的脊柱活动，导致在活动时出现中性至严重疼痛。此外，用作融合的固定方法如棒和螺丝，一般不会被移除；然而，在某些情况下，在手术中使用的椎弓根螺钉可能会松开和引致疼痛，需要把其移除。

当你进行了脊柱侧弯手术，可能令你的躯干流动性、平衡性和肌力流失，从而引起下背慢性疼痛。你背部的弹性可能减少，突然的猛拉或活动，可进一步导致疼痛。

在极少情况下，一些患者在手术后多年，持续忍受与疼痛相关的主要问题。

3. 影响生长

在很多情况下，特别是涉及非常年幼小孩的手术，有一个可能由融合引起的整体骨骼发育迟缓的风险。你的医生将需要进行一个仔细研究，分析如果不进行手术，会对成长造成的预期伤害，以及曲线随着年龄发展的风险。虽然对你小孩的高度可能影响不大，但对整体成长很可能会出现影响。

趣味知识

虽然专科医生警告脊柱侧弯手术引起发育障碍，但同时很可能令成人看起来较高。研究显示，成人手术后的身高平均较手术前高3/8或3/4英寸。

---

4. 发展关节炎

即使脊柱或其他形式的关节炎常见于年龄相关的磨损，经历过脊柱侧弯手术的患者的风险就更高，这是由于屈曲和扭动将力量传递到脊柱的较少面积，其增加的力量有可能引起更大伤害。

5. 长期的疤痕

脊柱侧弯手术的最大外观问题就是你的疤痕,其长度很大可能是你脊柱融合的位置。如果你有多于一条曲线,你的疤痕可能由肩胛中央开始延伸到你的骨盘(见下图)。

典型的脊柱侧弯手术疤痕

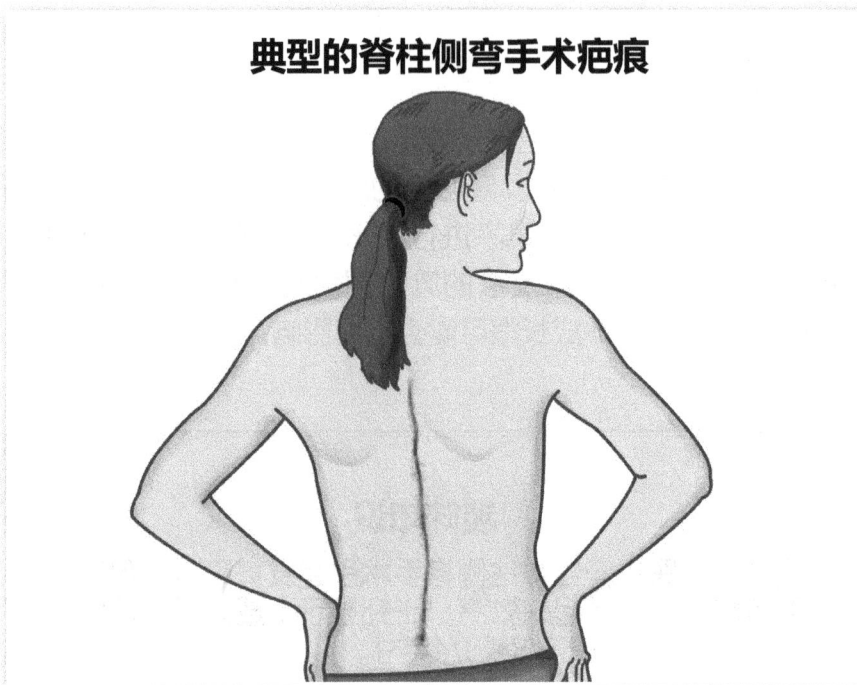

研究如何说?

矫正脊柱侧弯曲线的手术并发症和风险是一个医学界在建议患者进行手术前必然的考虑因素。标准的哈氏棒植入方法与相对较新的Cotrel-Dubousset程序也有其自己的一套附带风险。研究还识别较易患上脊柱侧弯手术后并发症。举例说,一个最近在Spine刊登的研究谈论到患有神经肌肉脊柱侧弯的小孩更易受到手术风险影响,特别是如果在进行手术前,其曲线在60度或以上。[2]

此外,据观察,在接受截骨术(一个把骨切短或缩短、延长或改变位置的手术)、修正过程,或在已进行结合前后路方法的患者身上,并发症发生率会更高。你将可在第十五章了解更多关于这些程序的资料。

同时,并发症发病率在较年长的患者身上也会较高,尽管如此,手术对此类患者的预期好处也较高。一个有关这影响的调查显示,虽然并发症在25至44岁年龄组别的患者的发生率只有17%,45至64岁患者的发病率已达41%,而65至85岁已高达71%。然而,年长人口手术后的功能和疼痛的改善程度相比其他较年轻的年龄组别为高。

真实的脊柱侧弯故事:断棒的故事!

一位正值30出头的女士在1980年代中曾进行一次哈氏棒手术,并需要使用石膏约六个月及随后的另外六个月。当她把石膏脱下时,她的两支棒均断掉。在五年后,她再进行另一次手术移除矫形棒。然而,那时候她约39岁,脊柱开始快速恶化。在短短数年,她需要使用轮椅并需要照顾者为其穿衣和淋浴。

按医生们的话,她的脊柱底部已近乎崩溃,而这也是她脊柱的唯一仍未被破坏的部分。她更被告知其脊柱侧弯开始重现。她很担心其肺部与她在青少年时期一样,开始被压缩。

第十一章
资金管理 —— 口袋里的大洞

进行脊柱侧弯手术与任何手术一样，均是重大的决定。不论你自己或任何家庭成员，决定进行这手术前，应要计划清楚，而且要仔细研究各个方面。一旦你决定进行手术，首要是考虑手术所牵涉到的财务。在本章中，我们将讨论手术程序涉及的各种财务问题。

资金外流 —— 要考虑因素

据估计，美国每年有20,000宗哈氏棒植入手术个案，平均费用约120,000美元。

因此，要就不久将来进行的脊柱侧弯手术计划你的财务正是一大步骤。当你开始着手了解你手术对财务的影响，你首先需要找出可能涉及的具体金额。不过，因为所有人和状况均有所不同，矫正你脊柱侧弯曲线的费用可能也出现很大程度的差异。

在试图估计你手术费用时，你首先要考虑一些因素。我们在此列出部分最重要的因素，协助你确定你的成本：

1. 你的曲线严重程度

决定你脊柱侧弯手术费用的首个及最重要因素是你的曲线本身。你需要考虑你曲线的严重程度、确切位置和其他一切需要，以准确计算你的成本。而事实上，你的曲线严重程度决定了其他相关因素，例如你住院的时间、使用的固定方法，甚至你需要的外科医生。

2. 住院时间

你需要对可能的住院时间有个概念，而此乃根据你的年龄、确切的手术类型和你的健康状况而定。住院时间也受任何可能发生的手术后并发症影响。

3. 你所选择的医院和医生

每个外科医生、医疗机构，甚至国家均有自己一套的财政政策。每个国家都有一个特定政策，以提供对脊柱侧弯患者的资助。举例来说，美国的圣地兄弟会儿童医院(Shriners Hospital)和加拿大为所有18岁以下的脊柱侧弯患者提供优惠价格。同时，有些来源声称，如德国等国家的脊柱侧弯价格较美国减少达75%(数字可能有所不同)。

你需要比较各选项，仔细分析你的可用预算。你为手术所选择的特定医院和外科医生将决定你大部分所涉费用。在第十二章，你会知道更多关于如何选择正确外科医生。

4. 所用的固定方法类型

手术费用也需根据你所使用的固定方法和该程序是否新引入而定。有时候，新的程序仍在试验阶段，因此会较其他已使用良久的程序便宜。了解将会使用的钩、棒和螺钉的不同价格也很有用。

5. 你的保险覆盖范围

你需要研究你保险公司的对你将进行手术精确覆盖范围。例如，一些保险公司可能不覆盖某些手术费用元素，如固定方法。务必与你的保险提供商沟通，以讨论你个案中所涉及的全部元素。你也需要与医生的结算部门进行讨论，确保所有财政问题在手术进行前解决。

预算 —— 无法预料的开支

正如任何重大医学治疗，脊柱侧弯是一项昂贵的手术程序。你需要妥善计划和考虑所有因素，以确保你做好充分准备，支付所有开支，包括无法预料的开支预算。

脊柱侧弯手术费用通常会因为上述已讨论因素而有所差异。若将所有因素一并考虑，一个标准的脊柱侧弯手术的费用可以由75,000至300,000美元不等。

我们以下列出脊柱侧弯手术总费用所涉及的每个细目。

i) 基础设施费用

基础设施一般包括住院和照顾员收费。

ii) 手术费用

包括实际手术费用，也就是你的医生和医院的脊柱侧弯手术费用。

iii) 药物费用

包括手术过程中及前后所有使用药物，如抗生素、止痛药和麻醉药。

iv) 仪器费用

你的医生会使用各种螺钉、棒、金属丝、钩和其他工具以矫正你的曲度。视乎你真正使用的工具，不同手术的费用也有所分别。

v) 治疗费用

手术完成后，你将需要一系列康复治疗。要恢复到你的正常生活，你将需要理疗医师和其他医疗专业人员协助，此会进一步增加你的费用。

vi) 照顾员费用

医院通常让一或两名照顾员在你住院期间陪伴你。因此，预算需包括照顾者的住宿、膳食和其他需要。

你可使用下表计划你的开支和你手术的大概预算。

费用估算表

开支类型	预计费用
基础设施费用	
手术费用	
药物费用	
仪器费用	
治疗费用	
照顾员费用	
总计	

保险覆盖

由于脊柱侧弯手术需要大量费用，所以除现有资源外，你需要寻找其他替代方法以支付费用，而医疗保险一定是最自然的选择。

包括与排除

虽然保险通常可用于脊柱侧弯手术，但你应了解一些细节。在相当的情况下，你的保险提供商可能指出，你被建议的手术程序的某些部分可能是非必要、实验性或极端，令你首次尝试要求的保险覆盖被拒。而你的医生会负责向保险提供商提出相关原因和制定出基本模式，我们会在以下"预先授权"部分再作解说。

在本节中，我们总结了与你的脊柱侧弯手术相关保险覆盖的几个重点：

→ 骨移植是你手术的重要组成部分，不过，某些保险提供商视用于骨移植的骨形态发生蛋白技术为实验性程序并拒绝支付。

→ 由于钛金属工具的价格较不锈钢棒为高，你的保险公司可能称之为不必要开支。

→ 某些在手术室的手术助手和照顾员，即使他们是医生手术团队的要员，也可能被拒绝覆盖。

→ 有时候，你的首选提供商机构可覆盖100%医院费用。然而，一些与你手术相关的专业人士(如你的麻醉师、病理学家或理疗医师)可能与你的首选提供商机构无关，因此他们可能不会支付或只支付服务费用的很少部分。另方面，如果你的专科医生在首选提供商机构的特定网络，它便可能会支付此类服务。

预先授权

在你计划手术的最后日期前，确定你已由你的保险提供商取得预先授权表格。在大多数情况下，你的医生会有特定人员为此提供协助，以确保你取得该授权。作为这步骤的一部分，你外科医生的工作人员会尝试与你的保险提供商进行协调，为你争取最佳的手术补偿。

然而，重要的是，你要知道这预先授权程序可能需时数星期甚或数个月。因此，你必须在计划你脊柱侧弯手术其他方面以前，谨记这个时间限制。

除上述外，同样需要知道有关脊柱侧弯手术的保险政策，因为政策在不同州和国家通常会有所差异。例如，在美国，你的保险公司一般会支付最少一半的费用。而加拿大的医疗护理系统则会为脊柱侧弯手术作全数支付，基本的逻辑是，如果你的医生认为这手术是必要而非因外观问题，政府就会为你支付。

管理你资金的五个步骤

1. 研究你的因素和获取知识

仔细研究我们以上讨论过的每个因素，并尽可能收集你手术的相关资料。你需要为所有因素作一个详细分析，以正确估计你实际需要的资金。

2. 资金推断

完成第一个步骤后，你可更有效推断涉及的费用，记下相关费用并列出各子部分成本，以达到一个大概数目。

3. 制定你的保险模式

参考以上讨论详情,判断你首选提供商机构或保险公司将会提供的覆盖范围。你可能发现你的保险覆盖不足和希望寻找进一步的替代方法,这将由以下两种状况之一产生:

- 你没有保险
- 你的保险提供商不提供足够的覆盖面

而在这情况下,你可调查第二个政策或转换至其他首选提供商机构或保险公司。然而,大多数保险提供者对预先存在的状况定制了固定规则。

4. 了解差距

你已尽可能寻找资金进行手术,但似乎仍有一段差距,你可看看其他选择以支付费用。我们在此列出部分你可考虑的选项:

→ 如果你愿意作为研究的一部分,有些外科医生可能会提供折扣。

→ 转到为18岁以下小孩免费进行手术的圣地兄弟会儿童医院的其中一家,其设在多个城市,包括伊利诺斯州芝加哥、南卡罗来纳州格林维尔、夏威夷火奴鲁鲁、德克萨斯州休斯顿、肯塔基州列克星敦、加州洛杉矶、明尼苏达州明尼阿波利斯和宾夕法尼亚州费城。其亦于蒙特利尔和墨西哥城设有医院。

→ 查看你是否可以从你的退休账户借钱,包括你的401(k)和个人退休账户。

→ 与你的医院代表就支付计划磋商,如使用每月分期付款。

→ 寻求银行贷款或把你的房子再抵押以取得现金。

5. 准备备用计划

即使你已完成上述步骤，确保要准备好一个备用计划。你可考虑与亲人或好朋友倾谈，以准备当你有不能预料的开支或其他有关手术财政出现问题时，做好两手准备。

真实的脊柱侧弯故事：保险障碍！

Mathew的故事并不寻常。毕竟，当他的医生诊断出他患有婴幼儿特发性脊柱侧弯时，他只有六个月大。以他目前的状况，医生担心他有呼吸系统问题的风险。原因是，他曲线的性质是渐进式，而且很有可能快速增加。

为了遏制此曲线，医生建议使用支架，而对他这样小的一个小孩来说，是一件非常困难的事。然而，即使使用支架也阻止不了曲线进展，所以他的家人赞成进行脊柱侧弯手术。不幸的是，此时又遇到另一个障碍，他们的健康保险计划并不包括在其他州份进行的治疗，但这脊柱侧弯专科医生只在加州圣地亚哥提供服务，超出了家庭的目前保险计划范围。因此，经过内华达州当地的专科医生和圣地亚哥的专科医生连月调解，Mathew才可以开始接受这位经转介的圣地亚哥医生的治疗。

第十二章
选择时间、地点和医生

在以下部分，我们将协助你完成选择你手术的外科医生、时间和地点的整个程序。你将知道你需要研究的范围，以作出一个明智选择。

有何重要？

内科及外科可能是目前全球范围内有最广泛选择的专业之一。专业化比比皆是，在这领域取得专业技术的机会也非常多。不过，因为手术是医学的高度专业领域，由每个个别外科医生提供的服务也不完全适合所有类型的病人。一个曾为熟人进行脊柱融合的外科医生可能在其专业是绝对完美，但不代表他适合你或你的状况。

当你确定所有资格和专业技术，始终最重要的是，医院和外科医生是否令你觉得舒适。

如果你选择的是有如脊柱侧弯手术一样复杂的程序，无疑你已作出大量投入，但通过仔细分析和预先计划，取得预期良好效果。在所有的可能性中，你已经考虑了术中和术后可能出现的风险。虽然即使做足预防措施，大部分的此类风险依然可能发生,但还是建议要计划和准备,令可能的问题减到最少。你手术的外科医生、时间和地点可能是你有权决定的最重要选择之一,确保你的手术取得最大成功。

设定一个日期

所以,你已经决定选择手术来矫正你的脊柱曲线?到目前为止,你可能如我们在前面章节谈及,已经评估了风险,甚至规划你的财政状况。现在是时候讨论物流和为手术制定一个具体计划。你需要决定的三个主要方面,包括:

- 手术日期
- 手术地点
- 您的医生

在本节中,我们将首先开始指导你通过一些基本步骤,选择您的手术日期。

第一步 —— 你的曲线评级

你首先必须了解你的曲线状态。与你的医生咨询,以确定你的曲线进展和手术的最佳时机。例如,如果你的医生认为一再拖延会造成为你的健康风险,那么你就需要及早制定手术日期。考虑你需要的等待期间,然后可设定相应日期。

第二步 —— 分析你的身体状况

同样,你与你的医生和脊柱护理专科医生一起分析任何在你进行手术前需要解决的身体状况。举例说,你可能患了皮疹或关节炎,需要得到妥善处理后,方可进行手术。因为脊柱侧弯手术几乎从来不是一个医疗急症,所以可以等到此类状况解决才进行。

第三步 —— 制定物流

当你完成上述步骤，你可查看可能决定最佳手术时间的其他因素。我们以下列出几个常见的考虑因素，然而，可能你也需要考虑其他根据你具体情况而出现的因素。这几个可影响你决定的因素包括：

→ 因为你可能需要停止工作一段时间，你在专业上是否有任何重要承诺需要完成。

→ 你家族是否有任何重大事件将会发生，如生孩子、婚礼、毕业礼等。

→ 如果你是一位女士，尝试将日期设于与你生理周期不同的日子。

→ 如果有任何时间，如天气，会影响你的康复。

→ 你是否有任何接近的旅游计划。

→ 你家庭成员是否可为你提供术后协助。

选择医院

这步骤可能需要配合其他两项。在研究你的手术物流时，你需要去寻找可以进行你手术的医院。

在本节，我们将提供一系列会影响你选择手术地点和医院的因素。

关键因素

1. 地点与距离

如果你家附近有医院当然最好，然而，这是最棘手的决定之一，就是你必须在医疗质量与位置取得平衡。首先，选择邻近你家的医院可能看似没有必要，但，如果一家容易到访的医院，更方便你的治疗和手术后护理。

2. 你的保险范围

一些保险机构提供很少其网络以外的医院覆盖。在你选择前，请向你的保险提供商查询相关细节，以确保你取得保险范围内的最大效益。一个很好的办法是在你保险公司提供的医疗专科医生类别，寻找合资格的矫形外科医生。

3. 医院的声誉与往绩

你可通过多种来源了解更多有关特定医院的声誉和往绩。部分最重要的来源包括：

- 病人及家属的反馈
- 你全科医生的评价
- 医院的报告将给你详细资料，如在过去一年医院已经完成的手术总结

4. 基础设施与设备

很多医院为矫形手术病人提供特别区域，会为你安排到访该区域和查看房间。可了解待命的护士或照顾者数目和病人对护士的比例。

你的医院是否配备脊柱侧弯手术的合适设施和科技也同样重要，以下数个例子是：

- 专业的空气交换系统，以防止病菌传播
- 先进的监控系统
- 残疾人士的特别安排

5. 团队

外科医生的选择非常重要，你会在后面的章节阅读到更多关于选择医生的资料。然而，医疗服务提供者的整个团队会参与

你的外科治疗,因此也相当重要。尝试找出更多关于这些专科医生的资料,如:

- 放射科医生
- 麻醉师
- 物理治疗师
- 护士

地点或医生 —— 哪个更重要？

你可能想知道为何你需要选择地点和医生。毕竟,你可能会认为选择医生才是最重要的决定,而特定医院则无关重要。然而,由于所有医院提供予脊柱侧弯手术的设施不同,所以最好的办法是尝试找出两者的平衡——在一间可用且设备齐全的医院里的合适外科医生。

选择你的医生 —— 放眼背后

在为你的脊柱侧弯手术寻找最合适的外科医生时,你很自然会看到某些很明显的事实,如医生的资历、经验、评价和声誉。这些因素固然很重要,但也应该要知道一些有关你医生而没那么明显的因素。

在后面的章节,我们将为提供一个详细指引,让你知道需要了解你医生的哪类资料、哪些声誉,以及最重要的是,任何需要提防的警示。

关于你的医生 —— 十件你必要知道的事

1. 他或她是否具备适当资格、许可和注册？

你有否调查脊柱外科医生的一套标准要求？请确保你的医生达到这些要求，并具有适当资格进行脊柱侧弯手术。他也必须是正式获许可和注册，可以进行这类性质的手术。

总的来说，选择一位完成研究计划、具备最少一年额外培训及针对脊柱手术的外科医生。

2. 他或她是否专业组织成员？

确定你拟寻找的医生是否任何专业组织成员很重要。每个内科与外科领域均有其专业组织提供会籍予相关执业人士。

例如，在美国，美国矫形外科医师学会(American Academy of Orthopedic Surgeons)提供会籍予该类医生，而且通常是强制性。

此外，你可求助于脊柱侧弯研究学会，其对这类脊柱侧弯专科医生的会员要求非常严谨。学会更会提供一个你所在地区的合资格和获得许可的矫形手术医生列表。

3. 他或她是否擅长于脊柱外科手术？

即使你已经向一位合资格医生咨询，他们可能并不符合资格进行脊柱侧弯手术。重要的是，你的医生是否具有脊柱侧弯所需的特定脊柱融合专业知识。请确保你的专科医生拥有这些程序所需的专业知识和经验。

4. 他或她对进行脊柱侧弯手术有多少经验？

找出现时有多少个已进行脊柱侧弯矫正手术的外科医生。根据经验，最好找一个在其所有个案当中占50%进行脊柱手术的外科医生。一个在组织名单上(如脊柱侧弯研究学会)的外科医生，一般表示其拥有最少20%治疗脊柱畸形的经验。事实上，如果你医生只曾经进行有限的脊柱侧弯手术，你需要重新考虑你的选择。

5. 他或她的成功率？

当你知道你医生的经验水平，你要开始评估其成功率。寻找曾由该医生进行类似手术的前病人反馈，讨论其给予医生在术中和术后的舒适水平，以及他们有否出现任何严重并发症，让你可再跟医生作进一步咨询，解答你可能有的任何问题。

6. 外科医生的工作人员对他们有何评价？

向与你医生相关的人士获取资料很有帮助。在大部分情况下，护士、照顾者和其他医疗服务提供者对医生的工作方式有很好的见解。例如，你可从这些个别人士的意见中了解到你的医生关注细节的程度，这对其能否精确处理事情(如脊柱手术)很重要。

7. 他或她能给你安心的感觉吗？

这与上述其他已讨论问题同样重要，你必须确保你正考虑的外科医生能给你完全的安心程度。脊柱侧弯手术是一个改变生活的事情，负责进行手术的人士能否令你安心，对你手术的成功率非常重要。首先，你的医生最好能直接回答你所有问题、不应阻碍你寻求其他意见，以及整体来说，需要对你所有问题保持耐性。

8. 他或她是否积极参与研究活动？

了解你正考虑的外科医生是否有参与其专业领域内的研究通常也会有帮助，表示你的专科医生参与创新与探索，从而在专业领域取得进步。你可找出他们所参与有关其专业的全球事件,因为这类事件有助专业人士跟上他们领域的最新发展。.

9. 他或她有否采用新技术和工具?

知道你的医生有否根据行业最新发展更新他们的技术和工具对你的选择很重要。在理想情况下,一位成功的外科医生经常寻找并使用最新技术与工具,以改善其手术方法。

10. 你的医生是否在你的保险范围内?

纵观所涉及的费用可以帮助了解你所选择的外科医生是否在你的保险提供商的覆盖范围。预先交叉检查你提供商的工作范围和报价。

要点

要记住,永远不会有一个完全程式来判断你外科医生的经验。参数将根据你寻求的手术类型和其他因素而有差异。

需要诚实

除以上的学术和标准问题外,在选择医生时,有一些比较困难的问题你也应该要询问。这些问题的答案很可能会成为你考虑医生是否适合你情况的更好指标。

我们的提示:你的医生可能不会直接回答这些问题。最好的做法是,寻找其肢体语言、表情和间接的回答,以确定他们的回应有否任何瑕疵。

必要问的五个可怕问题

问题一： 你有否曾经被禁止进行手术或面对与你专业相关的任何法律行动？

问题二： 在你进行的任何脊柱侧弯或其他手术里所出现的最严重并发症？

问题三： 你何时首次进行此类手术和之后曾进行多少次此类手术？

问题四： 你能令小孩安心吗？

问题五： 你会否介意我寻求其他人的意见？

危险警告

虽然你的医生并无任何已知的严重问题，有时事实可能需要你们之间的互动才会浮现。注意任何危险警告，以完全远离该专科医生。

一些警示包括：

→ 如果你的医生曾经被牵涉到法律罪行

→ 如果你的医生不欢迎你寻求其他意见

→ 如果你的医生对你的查询没有耐性

→ 如果你的医生尝试影响你是否进行手术的决定。

→ 如果你的医生无视你现在正跟从的治疗方案

→ 如果费用和其他物流出现含糊

→ 如果你在反馈中发现任何重大的并发症

→ 如果医生的工作人员或其他医生给予负面评价

→ 如果你在媒体上发现任何对你医生的负面参考

第十三章
为手术做好准备

已经作出所有重要决定,现在是时候准备开始你的手术。你现在需要在手术期前预先思考和规划。

在本章中,我们将指导你为脊柱侧弯手术的重要方面进行准备。我们为你提供全面指南,让你为测试和药物方面做好准备。我们也会提供详细清单,以了解你所需要带到医院的东西,令你在术前和术后更舒适。

脊柱侧弯手术确实是个重大的决定,连带着一系列推测,以至很大范围的并发症与未能预料的状况。医疗急救遍布手术室内外,但很少在病人自愿控制范围之内,甚至专科医生也不能控制。因此,最理想是就潜在并发症做好远景规划,将任何伤害减至最低,取得圆满成功的见证。

1) 运动、健身与饮食

仔细阅读我们将一步一步带领你如何为期待已久的手术做好准备。

你越强壮、健康,就越快可以恢复。

良好的身体状态可以帮助你好好应付脊柱侧弯手术的严峻考验。最好是定期锻炼，使你手术前更健康，手术后更快恢复过来。实际上，手术前的定期锻炼有双重好处，包括：

→ 保持体态与健康

→ 为手术相关的焦虑和压力提供缓解

你的医生会建议你手术前，在可忍受的范围内保持练习，但不要太剧烈。

医生不会告诉你的事

并非所有外科医生都规定具体的练习或饮食疗法。有专科医生会建议你锻炼和遵循健康饮食。然而，找出你应该进行的运动类型及你应该进食和避免的食物，会更有帮助。

锻炼形式

你的医生可能建议你进行特定运动以达到某些重要目标，如灵活性和改善关节活动度。一般来说，最好是结合基本的有氧运动和肌肉调理。有氧运动基本上包括加强你的心肺的练习，如散步、游泳或踏单车。另外，肌肉加强包括可以帮助你增强腿部和臂部力量。由于你在手术后需要用腿和臂转换位置，加强两者力量至关重要。

> ## 你不知道的事...
>
> 除非你极为肥胖，你医生可能不希望你在手术前减掉多余体重。因为你可能在手术后会减去很多体重，一点点多余体重提供额外的缓冲可能更为有利！

为你的手术做准备 —— 你可以做的练习

我们在此讨论一些最有帮助的锻炼形式，让你可以跟从并保持和发展力量，确保自己早日康复。

a) 关节活动度

因为手术后你的肌肉会变得僵硬，这些锻炼会提供你最需要的影响。在大多数情况下，患者甚至不能正常屈身和转动。

最有用的练习方式是在身体内进行重复的收缩和伸展肌肉群。通过这些大动作，有助提高你的关节活动度。最常用的建议锻炼方式包括：

- 散步
- 踏单车
- 慢跑
- 游泳

b) 预防血凝块

你可按照以下步骤进行有效锻炼，以协助预防与你脊柱侧弯手术相关的血凝块。

你可跟从三个练习的步骤，帮助确保预防血凝块。

练习一

- 慢慢地将脚尖指向前方,轻轻移动至对准床尾
- 现在,试着将脚趾拉向你的下巴
- 重复10次

练习二

- 轻轻屈曲你一边的膝盖
- 将你的脚后跟向另一条腿移上,向着你的臀部
- 慢慢再伸展你的腿并放松

练习三

这个练习要躺下来完成。

- 慢慢但坚定地移动你的脚,有如是要用脚后跟在床上画圆形一样

c) 预防肺部并发症

肺部和呼吸并发症是一种非常普遍的脊柱侧弯手术相关问题。为防止其发生,你可以预先进行一些呼吸和咳嗽练习,尽量避免肺部并发症。

为此,你可跟从以下最简单而且最有效的呼吸和咳嗽练习之一:

- 用你的鼻子来一个很长的深呼吸
- 屏住呼吸,数到5
- 现在,只可通过你的嘴慢慢呼出
- 重复5次
- 当你第5次呼出时,尝试由你的腹部大力咳嗽

《脊柱侧弯自然预防和治疗计划》提供丰富的脊柱侧弯天然治疗有用资料，你可找到进一步指引及各类型对脊柱侧弯患者有益的练习，如有些注重灵活性、再平衡和强化，同时强调核心稳定性的练习。

饮食管理

这里的关键是平衡。当准备脊柱手术时，你必须遵循最佳的饮食指导。你的饮食必须营养丰富、有益健康，可给你能量和活力，帮助你早日康复。

阅读你可以使用的一些简单技巧：

- 手术前至少六周，从你的饮食减少过多热量和脂肪。
- 日常饮食需包括大量水果和蔬菜，尤其是刚手术前。纤维内含物将有助于促进舒适的排便，要不然，此类手术后排便可以是非常痛苦。
- 定期喝大量水和液体。
- 请确保你有规律的饮食，注意不要进食过量或捱饿，打扰你的消化系统。
- 如果需要的话，摄取铁补充剂。
- 你在手术前最少八小时不要吃喝。
- 确保您在预定手术前一天，不要食用过咸的食物和酒精。

为自己制定合适的饮食计划，可参阅《脊柱侧弯自然预防和治疗计划》。该书是一本为你提供食物选择和营养详情的全面指导，有助恢复，对你的脊柱和骨胳健康更好。

2) 捐血

患者在脊柱手术期间失血很正常。如未能立即补充,患者的系统可能遭受严重破坏。为防止由于这种出血量导致任何可能伤害,也节省了宝贵的时间,你会被告知各种预先安排血液的选择。请仔细阅读我们为你列出两个主要选项,让你为手术的周密计划,作出明智选择。

a) 自体捐血

手术前,你的医生会鼓励你捐出自己的血液。通过这做法(也被称为自体捐赠),你可能需抽取二至三个单位的血液。

如果你决定捐出自己的血液,你可能会被建议服用处方铁丸,如硫酸亚铁。你也可以在当中加入常规剂量的维生素C。如果你已服用这些药丸,因为铁补充剂可引起便秘,所以需确保你进食足够的水果、液体和蔬菜。

自体捐血会否对我的手术造成任何负面影响?

不见得!如果你是一个健康的病人,你身体在手术前很快会自动替换血含量。事实上,自体捐血被认为大大减低同源捐血的风险。只需确保你在捐血前三至四小时内,进食营养丰富的一餐。

谁不能进行自体捐血?

你会被建议不要进行自体捐血,如果你:

- 重量不超过60磅
- 贫血症
- 身体不适宜或虚弱

b) 血库或指定捐赠者

如果你的身体不适合自体捐血，或因为其他原因不希望这样做，你可以选择此方法。在这种情况下，你需要志愿者捐血给你，其可以是一位家庭成员或朋友，或寻求注册血库的协助。

通过自体捐血及由志愿者收集到的血液单位将进行一系列测试，证明其适合用于输血。

c) 其他方法

除预先安排血液，你的医生也可能采取其他措施，减少手术中失血。他们可能会选择的包括：

- **低血压麻醉** —— 被视为一种在手术期间减少失血的有效方法，低血压麻醉可以使用在局部或全身麻醉。低血压技术通过使用深吸入麻醉进一步扩张动脉系统。研究表示，如果动脉压力在手术期间维持在50毫米汞柱，可减少术中出血量二至四倍。

- **血液回输技术** —— 这项技术虽然有点昂贵，但有助在手术过程中节省达50%红血细胞群，因此越变普及。在这技术中，患者手术部位的自身血液会被收集，然后在手术过程中需要时回输。

- **等容血液稀释** —— 这技术也是旨在减少红血细胞流失。根据这方法，首先血液被抽出，直到血液稀释后到达 9.0克/dl 或更高(在这个过程中，流体含量增加)。完成后，用晶体置换维持，再以正常血压进行手术。到手术结束后，将最初抽出的过量流体分离，回输到患者体内。

- **红细胞生成素** —— 用作自体输血合适的替代选择，红细胞生成素基本上只是在手术前施用于患者的激素，其原理是将血红素提高到令失血不再是问题的水平。

3) 检查与测试

脊柱侧弯手术前的医疗检查和测试有两个主要目的,其中包括:

→ 为确保患者身体健康,并合资格接受手术

→ 为外科手术提供指引

您将需要在手术前最少一至两周,进行入院前检查。当天(也称为"病情检查"),视乎医生建议你进行的测试和检查,你可能要留在医院超过五至六个小时。

(a) 身体检查

你的医疗测试一般以基本身体检查开始,包括检查发热、血压和心律等方面。这步骤主要确定你在手术前不会出现需要治疗的基本健康问题。

(b) 具体测试

除简单的身体检查外,你可能需要进行一系列测试以表明你适合做手术。我们在此列出一些你可能被建议的最常见测试,以及其基本目的:

1. **X光片** —— 主要用于协助外科医生计划他的手术方法。你的医生需要决定他计划放入螺钉、棒和钩等的位置。

2. **肺功能测试** —— 如果你有很严重的曲线,你会被建议进行这些测试。此外,如果你一直有与你曲线有关或无关的任何呼吸或短气等困难,你可能会也被建议进行测试。

3. **脊髓造影及核磁共振成像** —— 这测试是为了排除如脊髓空洞症、脊髓纵裂和脊髓栓系等可能性。

4. **心动电流图** —— 测试你的心脏功能水平。

5. **脑动电流图** —— 测试是为了通过你的脊柱状态，检查神经刺激。

6. **血液测试** —— 这是更常规的测试，以确定详细资料，如你的血型和血红素水平。

7. **尿液测试** —— 这些也是例行测试，检查是否有任何异常。

8. **临床照片** —— 在大多数情况下，你的医生将拍摄曲线在手术前后的照片。在入院前检查拍摄正是好时机。

4) 药物

当需要使用药物作为你脊柱侧弯手术的准备步骤，你需要了解其中两个主要方面，包括：

→ 你需要停止的药物

→ 你可能需要在手术前使用药物，以缓解疼痛和其他用途。

首先，你需要先通知你的医生所有你正在服用的非处方药和处方药。例如，一些最常见的止痛药物可能被禁止使用，以防影响你的脊柱手术和麻醉效果。

我们在此列出你脊柱侧弯手术前服用药物的一些要点：

→ 手术前两周，停止所有血液稀释剂，如阿司匹林和草本补充剂如银杏、维生素E、圣约翰草和大蒜丸。

→ 停止所有形式的非甾体抗炎药和COX-2抑制剂。常见的例子包括：

• 布洛芬 (Motrin)
• 雅维 (Advil)
• 萘普生纳 (Aleve)
• 酮洛芬胶囊剂 (Actron)
• 欧露维 (Oruvail)

你必须知道...

研究表明，非甾体抗炎药和阿司匹林会在手术过程中增加血液流失量，以及抑制骨融合手术后的过程。

→ 中断所有处方止痛药，并听取医生建议使用可以放心的止痛药。你可能需要停止的包括：

- 依托度酸 (Lodine)
- 消炎痛 (Indocin)
- 西乐葆 (Celebrex)
- 瑞力芬 (Relafen)
- 盐酸曲马多片剂 (Ultram)
- 扶他林 (Voltaren)
- 凯扶兰 (Cataflam)

→ 确定你在手术前停止所有草本补充剂最少一至两周。

→ 要缓解疼痛，泰诺或对乙酰氨基酚通常被认为是手术前使用的安全选项。

→ 手术前几周，将合适的复合维生素添加到你的饮食。你的医生应该可以为你处方适当的补充剂。

→ 此外，你的医生也可能会处方抗焦虑药(如安定)，让你在手术前有需要时服用。

在你离家前

所有模式你已看过，你现在需要查看在你离家进行手术前需要完成的事。由随身携带的一些基本必需品，以至对你生活方式作出的重大改变及在你的家里进行的修改，你需要为此进行一系列的准备工作。

请仔细阅读我们提供的详细指引，指导你如何为手术好好准备自己和家里。

生活方式的改变 —— 准备自己的舒适地带

→ 手术前的晚上要有充足睡眠、运动和按照整体的健康生活习惯。

→ 戒烟，因为它干扰骨融合过程，以及增加麻醉药并发症风险。此外，吸烟会减慢身体的愈合过程。

→ 手术前数个星期避免饮酒，因为它可能会影响你身体的自愈能力。

→ 调整你房子里的物件，因为你在手术后不能进行日常活动。举例来说，从较高的储藏柜移动你定期使用的物件到较低位置。

→ 提前准备并冷藏一些饭菜，方便食用。

→ 确定你经常用到的开关(如床头灯)是一个可触及的距离。

→ 准备有用的工具，如丝瓜络，甚至具长柄的剃刀，方便洗澡和剃你的腿。与你的职业治疗师沟通，让他为你建议工具和意见，以帮助你进行日常活动(如洗澡和穿衣等)。本章结尾载有你必须携带的20项最重要物件清单。

→ 清理你房子的杂乱空间，方便你在使用手杖时走动，并移除任何光滑物料，如小块地毯或毛毯。

→ 弄个整齐的发型，因为你需要一段时间才可再剪发。而事实上，手术后，你的日常梳洗也可能需要帮助。

→ 护理皮肤，尤其是你背后的皮肤。如果你的背部有任何损伤或皮疹，请立即就医。

→ 支付你所有账单，以及如果可以，在手术后最少一两个月，设定自动提款。

→ 提前进行所有预约，当中可能包括牙医、妇科医生、你的税务顾问和兽医等。

→ 让自己作好情绪准备好，学会放松。因为手术可能听起来困难，你必须学会有意识地放松，让自己能承受手术的冲击。采取任何可让你练习放松的技巧。

知识就是力量

用最多的资料装备自己。你了解得越多，手术过程会越容易。

寻求支援

确定你的支援小组。因为手术后你需要很多照顾和帮助，确保有人愿意留下来作出支援。

→ 如果你对手术感到焦虑，寻求专业辅导。

→ 如果你是未婚和独居，尝试在事前确定你的亲人、邻居、同事和朋友会提供帮助。

→ 如果有人提供协助，请接受。具体向他人表达你的需求。

→ 让你亲密的家人和朋友都知道，手术后你可能会有点情绪不稳。因此，你可能需要朋友和家人的理解与支持。

> ## 思考重点
>
> 如果这将是你生命中的第一次手术，这一切的情绪体验可能特别令人畏惧和困惑。要提前数个月做好自己的思想准备。

20项你必须携带的物件*

1. 日常药物
2. 基本洗浴用品
3. 套鞋
4. 无色唇膏
5. 音乐 (配有耳机)
6. 手机
7. 痒痒挠
8. 踏橙
9. 及膝袍
10. 取物支架
11. 手杖
12. 铃
13. 电话清单
14. 毛巾
15. 提高的马桶座圈
16. 干洗喷雾
17. 手持花洒

18. 卫生纸

19. 卫生棉 (女性)

20. 洗脸巾

　*由于你的医院会提供部分这些用品,你可在收拾前先向医院查询。

真实的脊柱侧弯故事：最困难的部分！

有些患者，特别是年轻的患者，在为手术做情绪准备时遇到困难。

Lara是一个5尺8寸高的少女，热爱游泳。当她知道终于要进行脊柱侧弯手术时，感到相当震惊。虽然她已配戴支架长达两年，但她在随后的到诊时，医生发现她有双曲线，包括胸椎(45度)和腰椎(55度)。因此，她被建议使用棒和螺钉进行前后脊柱融合。

然而，Lara发现尤其可怕的是手术前的测试、筛查和伴随的紧张。她进行一系列测试并为手术可能出现的血液流失而捐血。其他测试包括心动电流图以评估心搏率、一般血液测试、凝血测试、胸部X光片和尿液测试。

最重要的是，Lara与其母亲为这些关键时刻所作之准备。她的母亲通过与朋友发放消息，以确保她可为女儿提供足够支援。她甚至将印有定制图案T恤送给所有朋友。当Lara看到所有朋友穿着一样T恤的时候，感到很鼓舞。

Lara记得，在手术前最后上学的一天，得到朋友的热烈欢送并收到很多礼物，如鲜花、气球和卡片。Lara在医院时，通过与朋友联络，设法对抗自己的紧张，令她忘记即将进行的手术，使整件事变得较为放松。

第十四章
麻醉药的使用

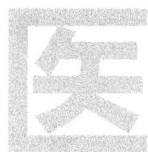

医学研究已经发展到具有大量手术选择的地步。同时,现在有多种设施,用以提供手术前、手术中和手术后的护理。经过准备和作出与手术相关的重要决定,现在是时候了解手术的真正过程。在本章,我们将谈论你手术开始的最关键步骤。我们会详细讨论脊柱侧弯麻醉管理的各个方面,从采用的麻醉方法类型,以至研究的重点。最重要的是,我们会给你一个全面实际过程的患者指引,让你逐步认识手术进行和其他重要细节。

主要术语

知识可以为你将整个脊柱侧弯手术旅程尽可能变得舒适。对于复杂的医疗术语有较深入了解可让你在整个过程更安心。

医学界现在已为有严重疾病的患者带来大量选择,但早期不宜进行手术。患者的各种术前共存疾病,如心血管和呼吸系统问题,由于担心会发生并发症,一般会被拒绝进行脊柱侧弯手术。然而,现代麻醉技术的出现,为潜在的并发症提供帮助,如:

- 气道管理

- 失血过多
- 麻醉的长期影响
- 术后疼痛管理

在我们带你进一步进入错综复杂的麻醉世界之前(即其在不同阶段的交付,以及专科医生在你受麻醉影响下所采用的药剂和方法),我们先快速了解一些在手术方面你需要知道的重要术语:

a) 什么是麻醉?

麻醉的基本定义为施用药物使病人在手术过程中无需承受痛楚。视乎所施用的麻醉药类型,病人会有不同程度的意识。麻醉过程是一个专业的医学学科并需要仔细监控麻醉药的份量和种类,避免引起病人身上任何短暂或永久的并发症。

简单而言,麻醉即是"麻木",在开始手术前由医疗专业人士在病人身上进行的程序。

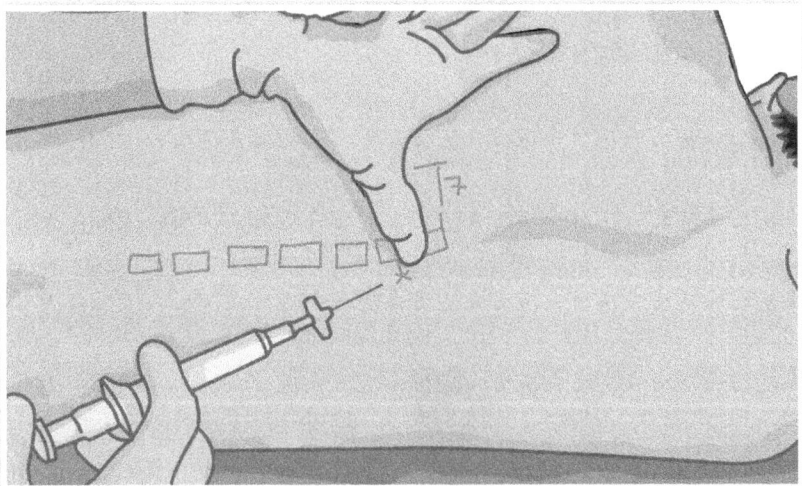

专科医生会在任何类型手术使用的四种麻醉种类，包括：

1. 全身麻醉：即完全没有意识
2. 区域麻醉：身体会感到疼痛的部分被麻醉，同时病人整体可保持意识
3. 局部麻醉：完全清醒，只是进行手术的特定部位没有感觉
4. 监测麻醉护理：持续监视病人的意识水平，而且专科医生会在手术过程根据病人的清醒状态调整所施用药物，让病人在过程中不会感到任何疼痛或不适

脊柱侧弯手术通常需要全身麻醉，使患者在一个完全无意识的状态。

b) 你的麻醉师

你的麻醉师是你整个脊柱侧弯手术过程中，负责药物施行和管理麻醉药的主要人物。

总的来说，麻醉师是一位医疗专业人员，在完成医学院后需要参加特定的麻醉学科专业培训计划。虽然训练时间因不同国家和教育系统而有所分别，在美国一般是完成四年医学院后再进行为期四年的住院研究训练。

主要目的

麻醉师需要达到三个主要目标，包括：

- 提供足够镇静让手术开始
- 在手术过程保持警觉，确保术中监测，侦察可能出现的并发症
- 协助缓解术中和术后疼痛

脊柱侧弯手术 —— 麻醉师的角色

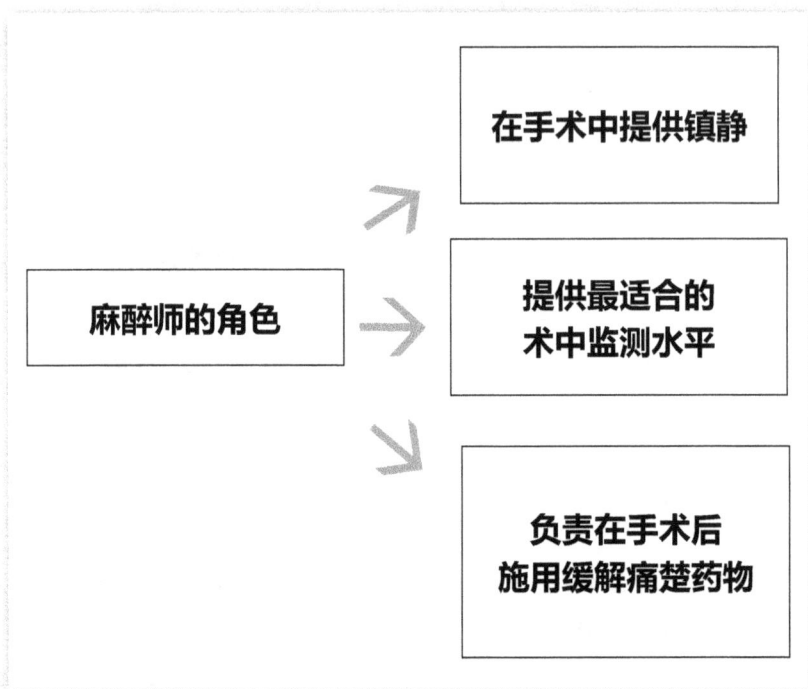

```
┌─────────────────┐          ┌──────────────────────┐
│                 │    ↗     │   在手术中提供镇静    │
│                 │          └──────────────────────┘
│                 │          ┌──────────────────────┐
│   麻醉师的角色  │    →     │      提供最适合的     │
│                 │          │     术中监测水平      │
│                 │          └──────────────────────┘
│                 │    ↘     ┌──────────────────────┐
└─────────────────┘          │      负责在手术后     │
                             │   施用缓解痛楚药物    │
                             └──────────────────────┘
```

麻醉剂

麻醉剂是可令患者镇静和改变其意识水平的药物。当你选择手术后，你的麻醉师会在手术不同阶段使用不同类型的麻醉药物或药剂，如在手术前、中和后，以调整不同阶段需要的意识和疼痛缓解。你将在下面部分了解更多有关麻醉剂。

术前评估 —— 参数

因为你脊柱侧弯手术的整个过程将由麻醉开始，在这阶段预期和准备任何潜在的并发症是非常重要。主要是，你的麻醉师需要计算由以下原因所产生的可能并发症发生率：

- 手术时间延长

- 患者俯卧
- 手术中失血范围
- 体温调节
- 需要提供手术中脊髓监测

在某些情况观察到，脊柱侧弯的基本病因可引起麻醉相关风险。例如，如果脊柱侧弯是由于某些神经肌肉疾病所导致，使用麻醉药所引发的并发症可大幅提高。专科医生经常建议进行适当的手术前评估并按此选择正确的麻醉技术。[1]

为防范由上述任何因素所引起的并发症，你的麻醉师将在手术前考虑一些标准化评估参数。在本节中，我们会讲解每个参数，为你展示在手术前需要检查的身体的主要机能。

a) 气道评估

气道管理可能是你的专科医生最为重要的评估领域，这归因于其在适当插管和药物管理使用的关键作用。有些情况和因素会导致脊柱侧弯手术的病人较容易遇到气道管理上的困难，主要包括如下：

→ 如果你在上胸椎或颈椎进行手术

→ 如果有任何插管和颈部动作限制的历史

→ 如果你的颈椎出现任何不稳

→ 如果使用任何如环形牵引等设备

→ 如果存在如Duchenne肌营养不良症等疾病，会进一步导致舌根肥大

所需调查：颈椎正侧位X光片与屈曲和横向视图、电脑断层扫描及/或核磁共振成像。

b) 呼吸问题

呼吸功能问题常见于脊柱侧弯或其他脊柱手术病人,因此需为有高水平颈部和胸部创伤的病人预先提供额外调整,主要是通过人工通气,避免任何呼吸系统问题或呼吸困难。

总体而言,脊柱侧弯状况本身导致肺部问题和肺总量降低。简而言之,此意味着脊柱侧弯患者处于呼吸道并发症的重大风险,尤其在手术进行期间。这种潜在危险令术前评估呼吸功能变得非常重要。

所需调查:胸片、动脉血气分析、肺活量测定(FEV1、FVC)。

c) 心血管问题

脊柱侧凸患者可能由于任何以下两个原因,引起心脏系统异常。因此,进行术前评估,以寻找这类并发症发生的任何可能性。原因可能包括:

→ 特定基本病学,例如,如果患者患有肌肉萎缩症

→ 脊柱侧弯的间接附带后果,导致胸腔纵隔和肺动脉高压

d) 神经系统

其中一项手术前需要的重要检查是患者的全面神经评估,以避免在手术中出现任何不可逆转的损坏。更具体地说,由于以下两个主要原因,令详细的神经评估更为重要:

→ 在气管插管和定位过程中,颈椎手术患者正处于一个进一步神经功能恶化的特殊风险

→ 肌肉萎缩症患者由于延髓肌功能障碍,可能导致额外的术后吸气风险

主要麻醉剂

脊柱侧弯手术中施用麻醉药的整个过程,需要遵循不同阶段使用多种麻醉剂。在手术每个阶段使用不同药物和药剂以实现所需效果。

流程

首先,我们将解释脊柱侧弯手术的关键步骤,由手术开始至用作取得所需效果的麻醉剂。

第一步 —— 首先,静脉内注射麻醉剂。有时可能会因为患者的某些风险因素而转用麻醉气体。而一般静脉内注射包括异丙酚和硫喷妥钠。静脉麻醉剂通常为短效,约五分钟的持续时间。

第二步 —— 现在,神经肌肉阻断剂用以减少肌肉的呼吸功能。

第三步 —— 气管导管置于气管。以眼垫封住双眼。

第四步 —— 在整个手术过程,麻醉效果以混合挥发性麻醉气体和氧气及一氧化二氮气。麻醉机的麻醉药通过之前插入的气导管输送。

重要的麻醉剂

麻醉师的角色在手术前阶段开始,并持续至手术后止痛。每种为不同目的使用的技术根据一系列因素,如你的曲线延伸程度、所采用的手术模式和最重要的是,手术中的监测水平。在继续之前,让我们再了解这机制多一点。在与其他专科医生进行咨询,你的麻醉师将首要决定手术中所需的监察水平,对并发症相关案例尤为重要,因为这些在手术中相当可能会破坏脊髓和动作反应。这监察需要经过测试,如在第十章提及的Stagnara唤醒测试等。

由用药前阶段至手术后使用止痛药物，所用的麻醉药必须预先配制和确定。在本节，我们将说明当决定各麻醉剂和不同阶段的药物交付，你的麻醉师将会考虑的选择，包括：

1. 术前用药
2. 诱导
3. 插管
4. 维护
5. 术中监测
6. 术后镇痛

继续阅读以上每一项的详细讲解。

1) 术前用药

在麻醉阶段使用药物最重要的法则是避免使用致幻药品，尤其避免用于患有肺部并发症的患者。你的麻醉师在这阶段将使用其他措施和药物，以下为一些重点：

→ 你的麻醉师可能会决定使用支气管扩张药来调节你的肺功能。

→ 假使预期你脊髓的切口较长，或预期你需要使用光纤插管，你的麻醉师将考虑为你使用抗胆碱药(如格隆按或阿托品)。

→ 如果出现以下一个或更多风险因素，你可能需要使用二型受体拮抗剂如雷尼替丁等[2]：

- 一个可预期与胃功能相关的风险，如吸入或胃部内含物倒流(如之前服用的阿片类药物)。

- 近期的脊髓受损

- 近期其他性质的意外或创伤

→ 如果手术需要俯卧，可能使用止涎剂以防止气管内管的胶带被弄湿和变松。

2) 诱导

诱导是医学界给予向患者施用麻醉药物程序的术语。你手术时的状况与插管时预期的困难是协助选择两大途径的主要因素，即通过吸入或静脉通道。然而，无论哪种情况，预充氧法对所有手术中患者都很重要。

近期有研究证据指出，患有肌肉萎缩症或神经损伤的病人在脊柱侧弯手术时使用琥珀酰胆碱，会导致高钾等症状。[3]此外，使用此药剂在患有King-Denborough综合症或腺苷酸激酶缺乏症的病人身上，可引起恶性高热。[4]

如你已被确诊任何这类状况，你的麻醉师可能选择在插管时使用非除极化神经肌肉阻断剂。

3) 插管

你的麻醉师在术前最关键的决定是，在插管时你应该醒着还是睡着。插管的意思是把一条有弹性的塑料管放入你的气管，以维持你的气道畅通和作为施用药物的通路。

你在此可选择的方法将会作预先讨论。一般而言，在以下状况，你的麻醉师倾向于在你清醒的情况下插管：

→ 如果在排空胃部内含物时有引致延误的风险

→ 你的专科医生希望在插管后评估你的神经状况，尤其如果你有颈椎不稳

→ 如果你已经使用颈部稳定设备，如环状牵引

如果没有这些情况出现，插管的正常方法首先是诱导麻醉药，然后使用非除极化神经肌肉阻断剂。

4) 维护

当麻醉药已被诱导及你已被适当插管,你的麻醉师下一个主要目标是保持麻醉药的最佳效果和稳定深度,以让你的医生监测、检查和理解任何体感诱发电位或运动诱发电位的重要性。

通常,实现这种稳定状态的关键是决定性的术中监测,会使用异病酚作动脉内药物。

此外,为有足够的体感诱发电位监测,专家有时也可能选择使用一种包括同时使用60%一氧化二氮气和小于0.5 最小肺泡浓度的异磷氟烷的技术。[5]然而,其必须将一氧化二氮气保持在60%,任何大于0.87%的潮气末异氟醚浓度会造成运动诱发电位监测无法解释。[6]

在这阶段,麻醉师面对最常发生的主要挑战将会是动脉压力突然下降,因而需要立即改变麻醉药深度。另一个并发症可能是由刺激脑干和脊髓反射或血液流失所引起的心血管不稳。最后,在纵隔变形的情况下,也可能需要转换技术。

5) 术中监测

为能够在手术过程中发现任何异常和严重并发症,最低程度的基本监测很重要。适当的麻醉剂将用作帮助进行持续监测,如血压测量、心电图、脉搏血氧仪、二氧化碳图,以及使用食管听诊器。

术中监测需要避免身体重要部位任何可能的并发症。我们在此简要列出,当使用麻醉剂时,需要在术中监测的不同身体功能:

a) 心血管监测:尤其是当病人被放置在不常见的位置或预期胸椎手术出现的明显血流动力学效应。

b) 呼吸监测：主要包括使用潮气末二氧化碳浓度和气道压峰值，以便能够监测长时间暴露于麻醉药的任何可能的呼吸系统并发症。

c) 温度监控：特别是因为长时间的麻醉可能导致大量热度流失，需要通过使用暖静脉流体及装置(如暖空气床垫)，以监控和适当调节基本体温。

d) 病人位置：可能要视乎情况而在术中改变。

e) 脊髓监测：特别是在血管供应最少的T4至T9临界区。你的麻醉师将在手术过程中采用一系列的测试(如下所示)，以寻找任何可能出现的并发症：

- → Stagnara唤醒测试：患者脊髓运动功能的基本测试

- → 体感诱发电位：被麻醉病人的手术进行时，于感官区域监测其感官诱发反应

- → 运动诱发电位：一种高度复杂的运动功能指示器，通过用电或磁性装置刺激运动皮层，研究反应。

- → 踝阵挛测试：脚部在手术结束或在进行唤醒测试时被用力背屈，以找出任何可能的脊髓损坏。如足踝关节没有出现反复动作，代表脊柱可能受伤。

6) 术后镇痛

为促使最适宜的术后镇痛和止痛，你的麻醉师很可能会采用一系列的麻醉剂，详列如下：

- → 阿片类药物：包括通过各种途径传送阿片类药物，如硬脑膜、胸膜和鞘内

- → 硬膜外止痛法：通过在术中放入的硬膜外导管传送，无论是单独使用或与阿片类组合

- → 鞘内止痛：在手术过程中而伤口未闭合时注射鞘内药物

真实的脊柱侧弯故事：只消一瞬间！

对于多数患者，尤其是年轻一群，麻醉的效果往往很快就发生，他们也记不起什么时候失去意识。12岁的Maria(化名)也有同样经验。与其他同龄小孩一样，当她坐在轮椅时，她感到极度紧张。在签署同意书后，她的麻醉师向她简单讲解所使用的麻醉剂。虽然她几乎无法理解他所说的话，但她很感激这位专家尽力让她熟悉过程并感到安心。

没多久，她就被推往进行术。就在这时候她被插入导针，并由其中一位护士为她注入麻醉药。Maria即时感到头晕和放松，而这是她记得的最后一件事。在她醒来时，手术已经完成并看到父母站在她床的两侧。

第十五章
手术类型

到目前为止，脊柱侧弯手术治疗被视为脊柱弯曲患者的最后手段。在前面的章节中，我们学会医学界如何建议我们尝试一系列的非侵入性选项后才考虑手术治疗，以矫正现有曲线以及停止其任何进一步发展。

然而，一旦你已考虑清楚手术在你的个案所带来的好处，你必须尝试了解不同的手术方法。虽然很大机会是由你的医生决定需要遵循的特定手术方法，但你可以了解每个方法所牵涉的程序、为何这方法会适合你的曲线类型，以及每种类型手术的好处与风险。

脊柱侧弯手术一览

在进一步研究之前，了解脊柱侧弯手术的基本概念非常重要，其主要分为两部分：

→ 到底脊柱侧弯手术过程中做了些什么？

→ 手术所采用的方法

换言之,你的医生跟从一个具体方法来矫正你的脊柱曲线。然而,根据你的曲线类型和严重程度及其他特有的病历,这方法可以用多种方式进行。你的医生可由你身体的前方、后方,甚或两者一起,到达你的曲线,而此到达你脊柱的"路径"是由你的医生按照最适度的曝光程度和尽量减少手术相关风险而决定。

因此,正如我们所知悉,认识手术类型首先要开始了解手术所包括范围,再学习不同进行手术的方法。因此,在本节中,我们将了解两个关键概念:

→ 第一部分:手术 —— 涉及什么
→ 第二部分:不同进行手术的方法

首先,我们先了解上述的第一部分。

现代大部分的脊柱侧弯方法会使用不同的棒、钩和螺钉组合,以固定你的脊柱曲度。不论决定使用的手术方式,传统矫正脊柱曲度的手术过程将遵循以下顺序:

1. 首先,使用矫形棒将脊柱放回正确位置。

2. 不同的螺钉和钩用以固定或支撑这些棒。你将在第十六章学到所有这些工具的资料。

3. 预期这些棒将脊柱固定;同时,给时间予新加入的骨骼与现有骨胳融合。

4. 骨胳正确融合后,能让脊柱位置固定。

5. 在大多数情况下,这些棒会被留在体内,一般都不会引起任何问题。不过,有些情况是,这些棒可能开始刺激周围的脊柱软组织,令你的医生可能选择将其移除。

以上的解说只是整个手术过程概览,让你了解脊柱侧弯手术主要概念。我们会在第十八章解释所有关融合程序及棒、螺钉和钩所放位置。

本章只专注不同手术类型，其所适合的曲线和最重要的是，每个方法的具体好处和风险。

(A) 前路 —— 从正面

定义

当外科医生使用前路方法进行脊柱侧弯手术，意即他从前方进入或到达你的脊柱。"前"本身在字典上的意思是"更靠近前方"，由此说明手术的方法。

前路手术通常在下列类别的曲线中被建议：

→ 曲线在脊柱中部或下部

→ 曲线是严重和刚性，尤其是在成年患者

前路手术通常用于胸腰区域曲线，即T12至L1。大概而言，手术通过胸壁进行，医学上被称为胸廓切开术，以下为标准步骤：

1. 切口进入胸腔
2. 肺部放气
3. 移除肋骨
4. 接触脊柱，进行融合

让我们更详细了解前路方法的每个步骤。

第一步 —— 切口、肺部放气、移除肋骨

　　你的医生将考虑需要进行手术的脊柱部分。作为第一步，视乎你的曲线位置，切口会沿着你的胸壁或腹部下端。虽然可能与名字有所不同，你的医生实际上将沿着你身体一侧切开，进入脊柱前方。

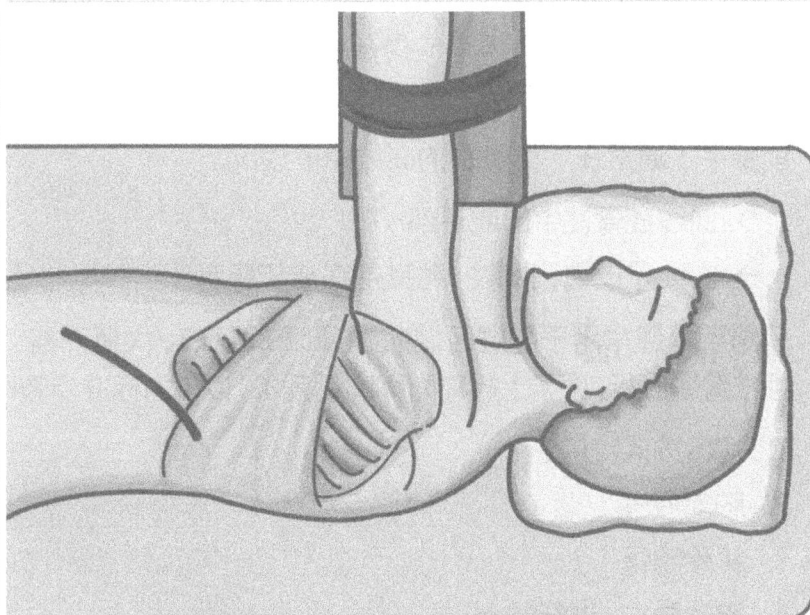

**第一步 —— 切口、肺部放气、
移除肋骨**

有趣事实

移除的肋骨以露出你脊柱并在手术中用作脊柱支撑或作为融合过程中的移植物。然而，患者会发现最有趣的是其肋骨过一段时间会长回来，尤其是年轻患者。

完成切口后,你的医生会为你的肺部放气及移除肋骨以露出脊柱。在有些情况,你的曲线在胸腰位置突出,你的医生可能会分离你的横隔膜,让你的脊柱更露出来。

第二步 —— 椎间盘移除

从你露出的脊柱,你的医生慢慢移除曲线位置的椎间盘物质,这是前路手术的重要步骤,以为脊柱融合提供更大空间。

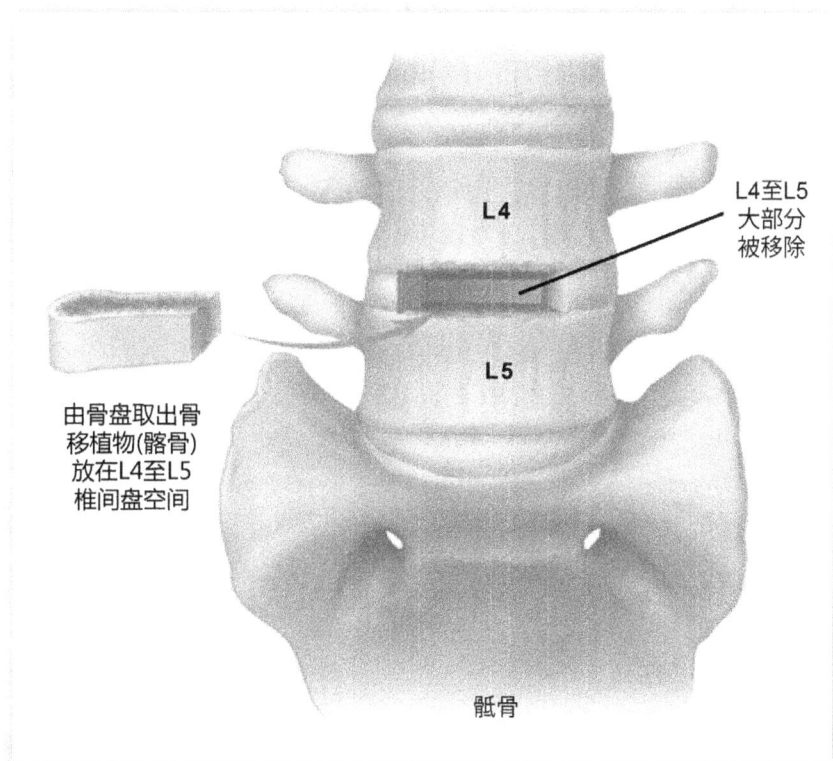

L4

L4至L5
大部分
被移除

L5

由骨盘取出骨
移植物(髂骨)
放在L4至L5
椎间盘空间

骶骨

第三步 —— 放置工具

为矫正脊柱畸形,你的医生会在脊柱前方放入一系列的工具,包括螺钉和棒。在前路方法,螺钉将是在曲线部分的每个椎骨水平放入椎体螺钉。在每个水平,这些螺钉然连接到单或双棒。通过棒与其旋转所引起的压力矫正脊柱畸形。

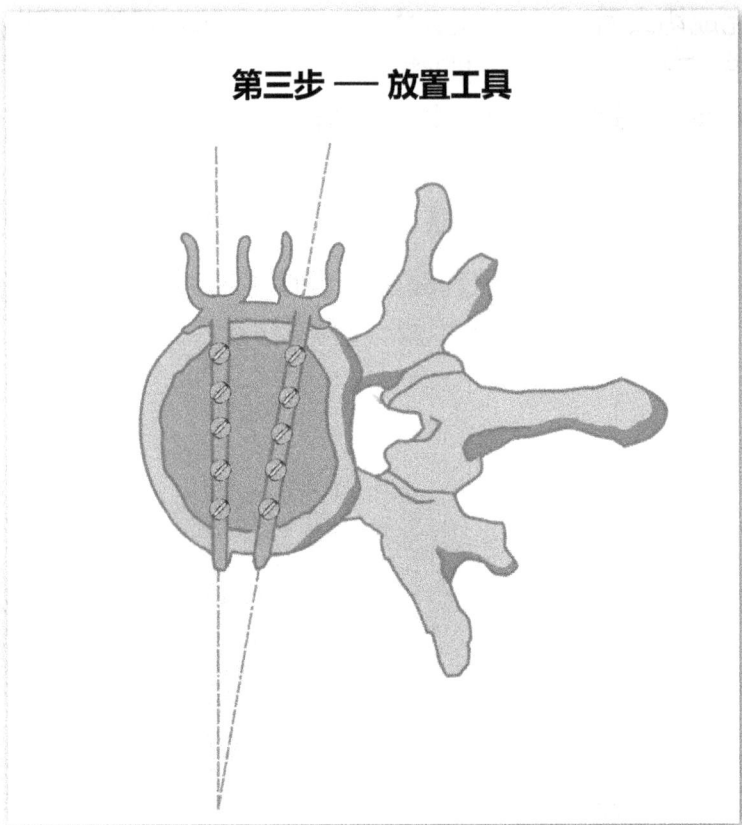

第三步 — 放置工具

第四步 —— 融合：过程

当工具放入正确位置后，便到进行脊柱融合过程。通过令椎体骨胳表面变得粗糙，然后将骨移植物塞进椎体空间以完成。骨移植物的物质来自不同来源，如：

- 骨盘顶部
- 已移除肋骨
- 同种异体骨
- 其他骨替代物

在大多数情况下，融合一般发生时间为三至六个月，也有某些罕见情况可能需时一年。

第五步 —— 闭合伤口

完成第一至第四步后，你的医生将闭合切口和使用敷料。如果通过胸腔接触脊柱，将在你胸侧放入胸管，在整个手术和手术后，确保你的肺部保持扩大。

分析

专家们几乎对所有类型的手术都持有不同意见，不论是前、后、相结合或最新的技术，包括内窥镜手术。使用前路脊柱侧弯手术两个相关主要优势是背部受损伤较少和输血率较低。事实上，研究显示，这方法可给予脊柱更佳曝光，专家也使用它以露出整个主动脉，以及肾和其血液供应，同时也可能用于露出腹膜后位置以切除大肿瘤。

然而，现在的研究指出两个主要的潜在附带后果，包括手术后肺功能受损风险较高，以及其硬件故障预期较后路方法为高。

(B) 后路 —— 从后面

定义

当你的医生说明他考虑后路方法，意即其考虑从你身体后方到达你的脊柱。更确切地说，你的医生会以长直切口进入你的背部，逐步将你的背部肌肉移向一旁，以显露出你需要矫正的脊柱曲线。当到达你的脊柱，医生将会放入棒、螺钉、金属丝和钩到你的脊柱，重新定位和给予时间让新的骨移植物正确融合，矫正曲线。

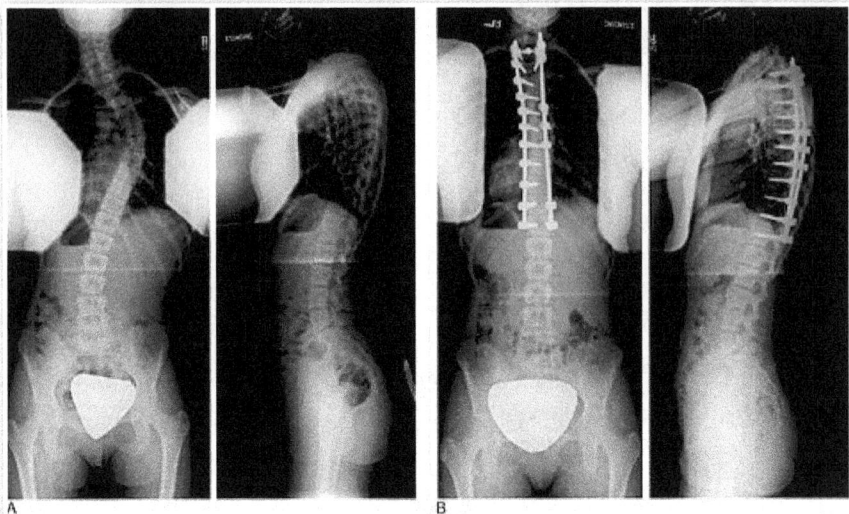

后路方法 — 显示图

虽然后路方法最常用于青少年特发性脊柱侧弯，但也可应用在其他曲线类型。事实上，后路也是脊柱手术最传统以及经常使用的方法。

后路方法的整个脊柱侧弯手术过程序列与上文所述的前路颇为相似。

在以下部分，我们将解释逐步解释此过程。

第一步 — 准备

在大多数脊柱手术，你的医生会让你的麻醉师先负责施用合适的麻醉药。当你在睡眠状态下，会被放入呼吸管和在适当位置放入其他导管，以在不同方面进行监测，如手术中的血压和心脏功能。放入导管的其中一个最重要原因是为你的麻醉深度提供持续监测，确保你在整个手术中在完全的睡眠状态。

第二步 —— 位置

当你已在睡眠状态和所有适当的监控设备已经到位,你将会被放于脊柱侧弯后路手术所需的正确位置。而使用这方法,你的腹部需要向下,平放。你的手臂和腿将被放上垫子,避免任何额外并发症或伤害。

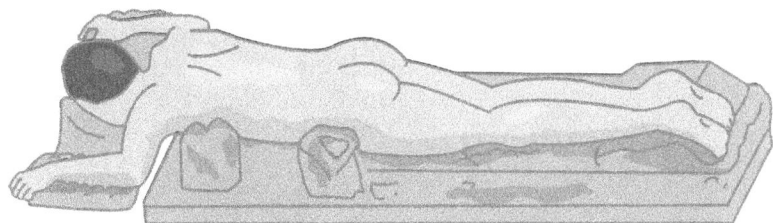

位置 —— 后入方法

第三步 —— 切口

使用一台主机的仪器,你的医生现在开始进行最重要的切口程序,从后到达你的脊柱。因此,切口需在你的中背位置,再往下到你的脊柱。

切口长度需视乎你曲线的确实位置。在大多数情况下,使用后路手术医生会选择保持切口长度比所需的脊柱融合空间稍长。

第四步 —— 放置工具

脊柱侧弯手术的成功取决于你的医生如何将你的脊柱固定到原始位置。如果采用后路方法,医生大都倾向使用:

- 两支金属棒(不锈钢或钛)
- 连接到椎板的钩
- 插入你中背椎弓根的椎弓根螺钉
- 金属丝以稳定所有工具,并确定位置正确

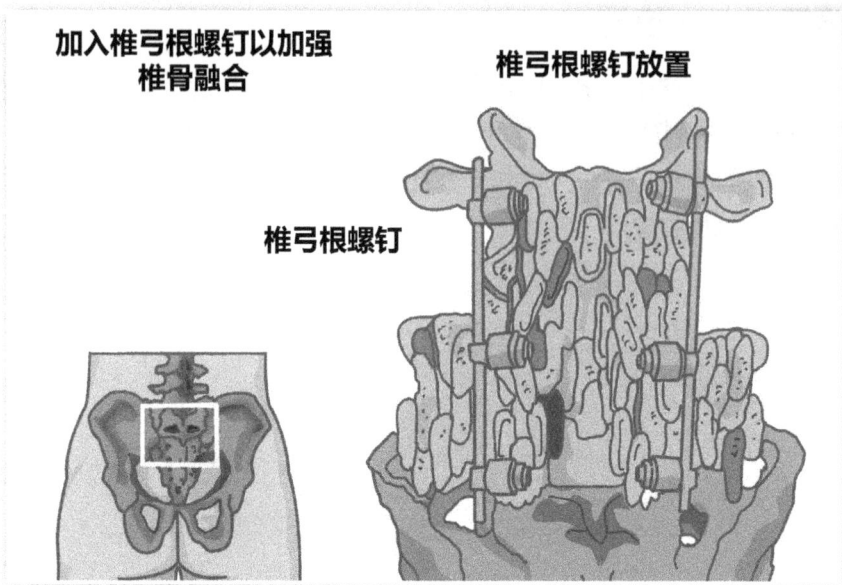

加入椎弓根螺钉以加强椎骨融合

椎弓根螺钉放置

椎弓根螺钉

当所有工具都在其适当位置，而矫形棒也因应你的脊柱调整，以连接并进行曲线矫正。

第五步 —— 固定

这是短暂但重要的一步，你的医生将首先确保所有植入物的位置正确。完成后，所有植入物将作最后固定。

第六步 —— 闭合切口

最后，缝合切口及使用敷料。在某些性况下，医生可能选择在切口的伤口加上引流管作进一步保护。

分析

到目前为止，后路手术是脊柱侧弯矫正手术最常用的方法之一。研究表示，使用后路方法于脊柱侧弯等状况是一种有效的单一阶段手术治疗选择，有助避免与前路手术相关的严重并发症。

虽然后路方法很常用，但同样也被不同的潜在并发症所困扰。一些常见的并发症包括可能由不正确放置植入物而导致的组织或神经损伤，以及由于患者体内组成部分的组织不足以覆盖植入物而引起皮肤延迟或错位愈合及压力。

(C) 后与前路 —— 结合方法

脊柱侧弯手术可能是脊柱侧弯患者最迫不得已的治疗方法。手术所使用的技术与整过治疗过程的成功率有莫大关系，令专家不断为这些脊柱手术发展新技术，而结合前路与后路的方法正是其一。

最近有研究表示这种方法所带来的正面成效。例如，发现将这方法用于年纪轻的患者可避免曲轴现象。此外，结合方法对于大而硬的曲线及胸椎特定的曲线很有帮助。然而，研究也显示，相比于结合方法，单单使用后路方法对于成人腰椎侧弯效果的效果相若，特别是对曲度为40至70度的成人。

曲轴现象

现象通常发生于年幼小孩，特别是骨胳系统尚未成熟的患者。而曲轴现象是一种曲线进展，即融合脊柱的前面部分即使在手术后仍持续生长。由于已融合的脊柱不能再生长，曲轴现象会造成扭曲并造成弯曲。

过程 —— 如何结合？

脊柱侧弯结合手术意指同时使用前路和后路方法，而每个方法是用来达到不同目的。

如果跟从这个方法，你的医生会使用前路和后路的途径，包括使用前路方法以进入脊柱，并以后路方进行脊柱融合。总的来说，当使用结合方法，你的医生将会以：

→ 前路方法进入你的脊柱
→ 后路方法进行脊柱融合

为何使用结合方法？

脊柱侧弯手术的前路和后路方法均有其自身限制。举例说，当你的医生尝试在你的脊柱使用后路方法，脊柱神经将经常出现并阻碍过程，令在椎骨间放入植入物变得困难。

因为这些原因，专科医生开始使用可能是最有效的结合方式，尤其是针对最严重的曲线。在这种情况下，你的医生将使用两个切口，一个在腹部，另一个则用后路方法，以两个分开的步骤进行脊柱融合。

让我们仔细看看结合前后路的方法如何实现。

步骤

程序将会由前路方法开始，你的医生将首先视乎情况，让你的背部平躺后，在你的胸壁或腹部切开。椎间盘物质将从你椎骨间移除，使你的曲线更灵活。而使用前路方法，更可移除肋骨让医生更容易进入受影响位置。

在正面接触脊柱后，便可进行上述的前路方法必要程序和闭合切口。在此之后，你会被重新定位，在背部切口，进行手术的后半部分。

手术类型 —— 显示图

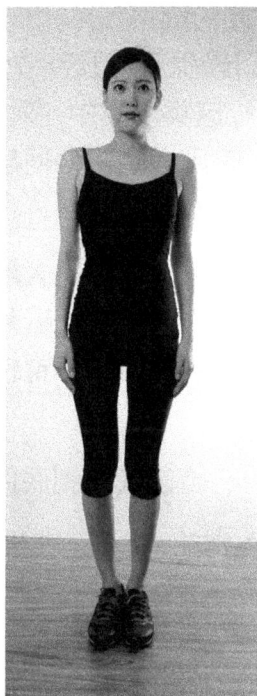

前

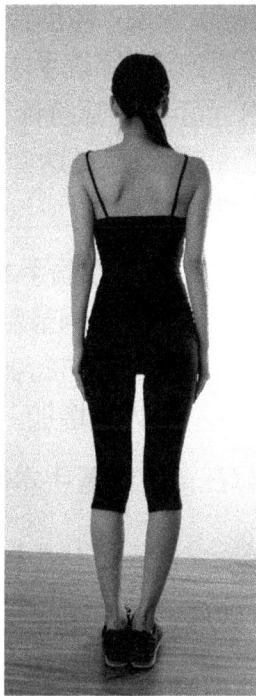

后

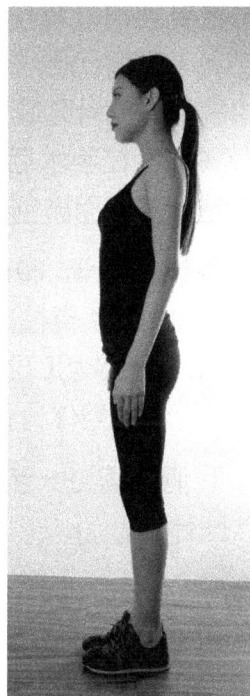

结合前后路方法

(D) 内窥镜的方法 —— 微创技术

医学和手术的世界正在不断发展，以达到最高成功率和确保患者受到最低程度的创伤。例如，微创技术(如内窥镜技术)给予患者一个替代传统的手术方法。传统手术切口最少三至五英寸，由髋骨或肋骨区域开始；而且，实际统计显示，这类个案中，多达27%患者在手术后经历髋骨痛楚长达两年，这正说明了为何越来越倾向采用微创手术。

在过去几年，微创技术在不同性质手术的使用正经历重大增长，当中包括脊柱融合。这方法使用最新设备如光纤摄影机和其他设备，令切口更小。事实上，在进行微创技术程序时(如脊柱融合)，使用自体骨移植手术也大幅增加。

我们继续进一步了解在脊柱侧弯手术使用的微创技术到底包含些什么。

定义

首先，内窥镜是一种很细小的设备，由外科医生通过小切口将短缆放入体内进行观察。脊柱侧弯手术使用的内窥镜技术，让医生在显示屏清楚看到胸腔和脊柱，方便进行以下描术的脊柱曲线矫正过程。

先看看使用内窥镜方法进行脊柱侧弯手术的理想标准和最适合哪类患者。你会是使用内窥镜技术(也被称为电视胸腔镜技术)的理想人选，如果：

- 你有胸椎曲线(脊柱/胸部中间)
- 你已经历过一次失败的曲线矫正手术

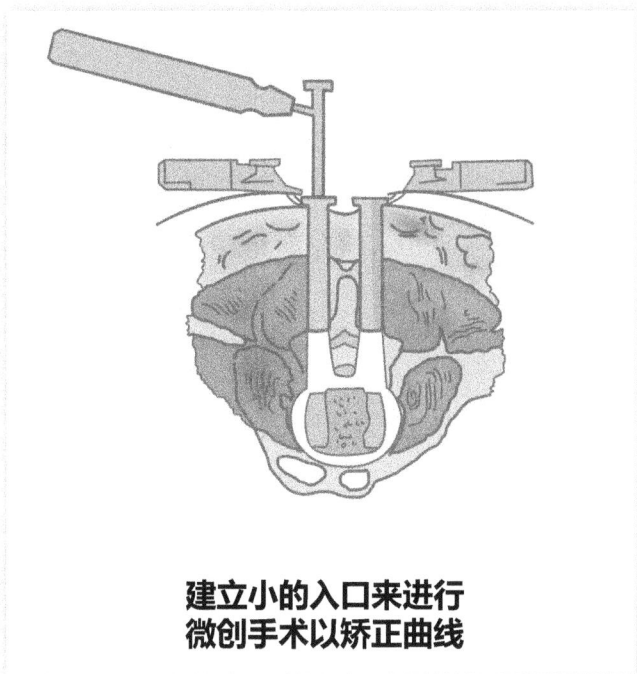

建立小的入口来进行
微创手术以矫正曲线

步骤

专科医生通常遵循以下一套步骤在你的脊柱侧弯治疗进行内窥镜手术。

你的医生会先放置一个内窥镜和短缆，并将其正确定位。内窥镜通过一个非常小的切口插入，用以放大手术区域。你整个曲线区域将会在一个很大的显示屏展示，并使用若干约一厘米的小切口代替单一大切口。您的医生会做出一系列像隧道般的入口或很窄的通道，以进行整个矫正曲线过程。通过这些隧道插入细小的手术工具，进行骨移植物和融合的必要程序。

优势

由于种种原因，用于脊柱侧弯手术的内窥镜技术被视为传统开放手术的主要替代方法。研究显示，胸椎侧弯的内窥镜前路短融合提供重要的曲线矫正和产生最少的疤痕。

让我们快速浏览一下，为何这种形式的微创手术被视作脊柱侧弯治疗的一个很好选择：

→ 保留大量健康肌肉。

→ 大大减低手术后疼痛和复原时间。

→ 对周围组织的损害减至最少。

→ 由于持续时间较短和减低延长肌缩回的强度，减少传统手术引致的疤痕。而且，较小的切口也代表较少疤痕。

→ 可减少患者的整体不适和创伤。

→ 手术中和手术后减少呼吸问题的范围。

虽然最终影响可能有所不同，使用内窥镜技术也有一些相关的附带后果或潜在并发症。举例来说，研究报告指出，进行脊柱侧弯内窥镜手术后，可能会出现棒断裂。不过，这种断裂可能与任何矫正的重大损耗并无关联。

(E) 胸廓成形术

胸椎侧弯

胸椎侧弯患者的曲线出现在胸椎，位于胸腔后方，因而导致驼背。我们知道脊柱的曲线如何变成"S"型，令整个外观变形。当曲线在胸部(上)脊柱向外弯曲，这被俗称为驼背。

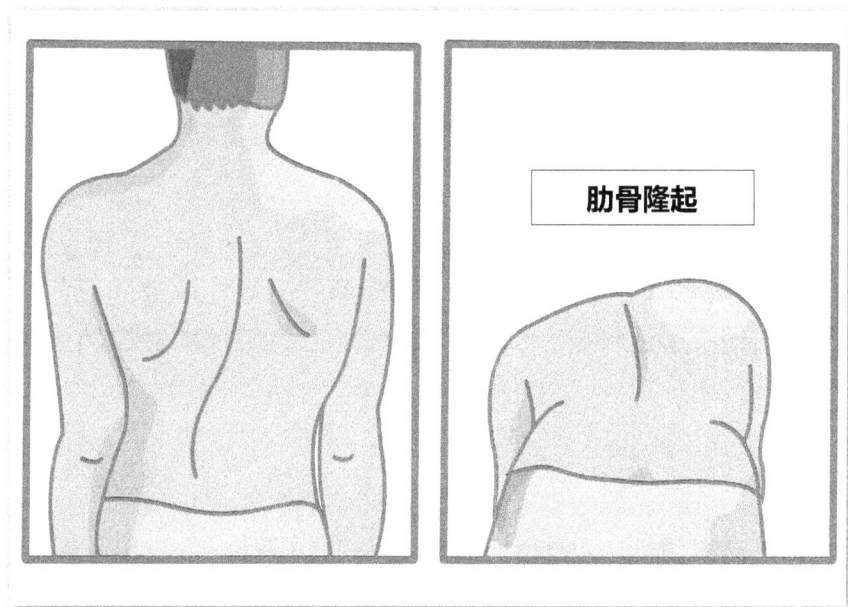

肋骨隆起

在这情况下，需要通过缩短或移除一些选定的肋骨以帮助减少或去除隆起部分。由于胸廓成形术有效减少向外变形，常用于胸椎侧弯患者的手术上。顾名思义，使用胸廓成形术的患者主要患有胸椎侧弯或在胸部或上背部分突出的肋骨。

胸廓成形术与脊柱侧弯

胸廓成形术将缩短或移除已选的肋骨，减少典型的肋骨隆起症状。现在，一起发掘更多有关此手术和其与脊柱侧弯的相关资讯。

胸廓成形术通常在前述的标准曲线矫正后使用(如前路/后路或其他方法)。

好处

胸廓成形术用于如青少年特发性脊柱侧弯，特别是通过椎弓根螺钉固定方法，将提供更好的肋骨隆起矫正而不会出现重大的肺功能受损或其他并发症。事实上，亦有报告指出，如胸廓成形术与脊柱融合结合使用，曲线矫正的改善程度较单靠脊柱融合更有效。

此外，当胸廓成形术结合脊柱融合，更可作为极佳的骨移植物来源。

除了因为医疗原因需降低驼峰外，胸廓成形术也显著改善患者的外观。典型的例子是，当向外畸形的患者尝试靠向椅背，会令其感到不适或疼痛。因此，胸廓成形术可减低肋骨隆起，重拾舒适感。

程序

需要缩短或移除的肋骨数量完全取决于你的曲线程度和严重性，而且也视乎你的肋骨隆起范围。专家认为如果需要为驼峰作出非常明显的改变，最少要在五根肋骨进行修改，但数量可能有差异。

如上述提及，大多数情况是在脊柱融合手术后，为仍然隆起的肋骨进行胸廓成形术。

在手术过程中，你的医生通过分割骨膜进入已选的肋骨，而骨膜是在肋骨上类似树皮的骨形成外层。完成后，选定的肋骨会被移走，开口端被压下，再用金属丝穿过钻孔固定。完全愈合后，缩短的肋骨将如原来的强壮。

(F) 最新发展

融合 —— 主要前提

脊柱侧弯手术治疗在过去是相当具侵入性和大范围，传统进入脊柱的方法需通过全面曝光或使用内窥镜以进行脊柱融合和矫正曲线。

不过，由于潜在的严重并发症和风险，医学研究不断更新，令手术更安全，而最重要是，发展更低的侵入性技术，以矫正脊柱曲线。虽然有些技术已被证明其疗效并由医学界全面采用，但其他技术则仍在讨论当中，可能需经修改或在特定患者身上才被使用。如现代的Luqué trolley技术，是一种使用自生长矫形棒的技术。专家认为这技术可用于管理年轻患者的早期脊柱侧弯，但需要修正，因为原来的方法可能会引起磨损反应和自然融合风险。

无融合手术

脊柱融合一直是手术的关键大前提，以矫正脊柱曲线。融合最常见是通过开放手术，然而，最近的研究指出，无融合的脊柱手术成功率较高。无融合手术是微创方法，对于成长中小孩的渐进式脊柱侧弯特别有帮助。早期脊柱侧弯儿童患者甚或正迈向青春期的患者，由于仍处于生长阶段，侵入性手术(如脊柱融合)很可能引起并发症，而如支架等非侵入性治疗，则不能矫正曲线和只可停止曲线发展，延迟手术时间。

正是这些原因，无融合脊柱手术被视为传统脊柱融合的替代治疗，尤其对于成长中的小孩。

请阅读以下列出脊柱侧弯手术领域部分的最新发展，尝试了解当中的概念和功效。

a) 椎体U形钉侧弯矫形技术

在此过程中，U形钉用于椎板以调正脊柱不对称，目的是减低脊柱前方的生长速度，让侧面可以赶上。事实上，对照研究显示，在使用椎体U形钉侧弯矫形技术作无融合手术的患者当中，高达80%录得改善。

专家建议，最适合使用此方法的患者是曲度在25至35度之间、8至11岁的年龄群组。

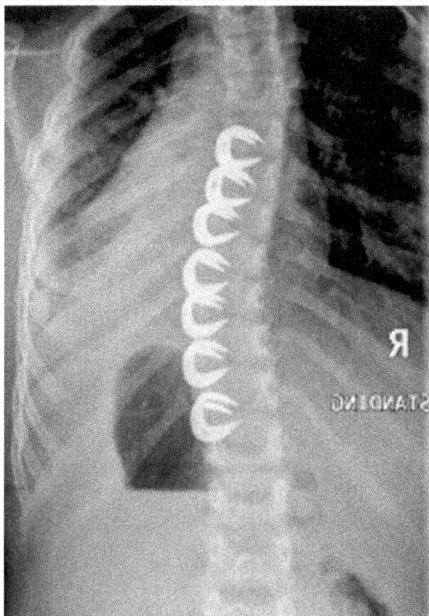

椎体U形钉侧弯矫形技术

b) 垂直可扩张假体钛肋骨

垂直可扩张假体钛肋骨是医学专家分析的其中一项最新技术，特别适用于先天性脊柱侧弯。这技术通过手术在小孩的脊柱放置一个可根据小孩成长而调整的工具。垂直可扩张假体钛肋骨通过扩展胸索，让胸椎和肺部生长，随着小孩年龄增长，最终矫正曲度。

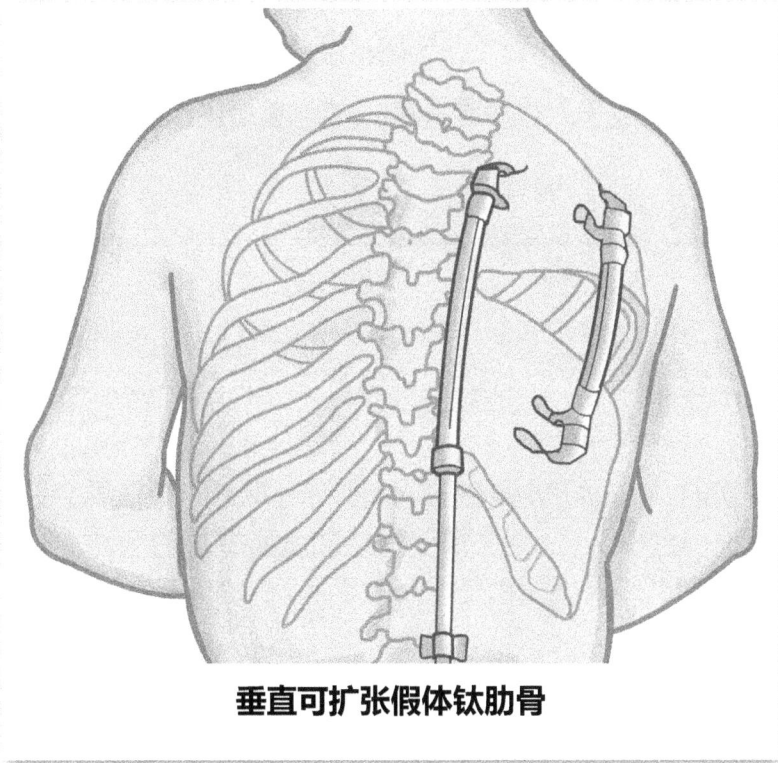

垂直可扩张假体钛肋骨

c) Metronic的SHILLA™生长引导系统

SHILLA™是Metronic第一个以成长为导向的固定方法，目标用于小孩的早期病发脊柱侧弯。此方法在欧洲市场被使用，作为非常年幼的早期病发脊柱侧弯患者的治疗,据称能帮助自然生长并同时减低脊柱畸形,同时无需使用手术。

使用SHILLA™概念,曲线顶点首先会被矫正、融合和固定到一组双棒。SHILLA™系统通过预设程序,引导在双棒两端生长,这生长可能是由未能连接的椎弓根螺钉造成。

什么是未能连接?

未能连接或置入意思是螺钉未能附着骨膜或纤维结缔组织薄膜。

螺钉沿结构棒两侧滑落。研究表示,脊柱最后会随植入物在正常位置生长,让患有早期发病脊柱侧弯的小孩可以正常成长。

创新的SHILLATM系统在阿姆期特丹举行的脊柱周会议取得欧洲统一合格认证,为生命受脊柱曲度所威胁的年幼小孩提供治疗,以替代令人虚弱和有限制的手术。

作者的话

相比传统开放的脊柱侧弯矫正手术,微创和无融合手术看起来肯定是更好的选择。其中几个几乎与所有微创脊柱侧弯手术过程相关的明显优点是最小的疤痕、以减少复原时间、失血和痛楚。然而,这类手术当中,相当多以患有曲线而且仍在成长中的小孩为治疗对象,减低永久性融合所导致的额外并发症。另方面,传统开放手术被全球遵循,经过较长时间考验。

与你的医生一同分析每个合适的方法始终对你最为有利。在决定你应该使用的脊柱侧弯治疗之前，先根据你的年龄、曲线类型和程度，以及最重要的是你的健康状态，找出最适合你的特定手术类型。

真实的脊柱侧弯故事：技术的重要影响

Richard女士(化名)被诊断出脊柱侧弯时，约49岁。当时正值人生顶峰，由于她认为脊柱畸形会令她的效率受阻，因而饱受困扰。而且，她只知道脊柱侧弯手术带来痛楚及那一系列会放入身体的工具。

然而，当她51岁，即两年后，她终于遇到一个医生可提供微创手术，矫正她的曲线。这新技术需要在患者肋骨以下的侧面切口，以接近脊柱，可令血液流失量、并发症和整体复原时间减少。据报，她在三周后回到工作岗位，继续其独立的生活方式。

第十六章
你医生的装备与工具

现在你已学到为你的手术作准备、了解所涉及的风险和可用的手术选项。现在是时候知道更多关于手术本身，由所使用工具到手术室内所发生的事情，以至脊柱融合到底如何进行。在本章，你可看到关于所有主要固定系统和工具的细节、它们如何以及在什么地方使用等。

外科医生的工具

打从法国的外科医生Jules　Rene　Geurin想到使用手术来矫正脊柱侧弯，以及Russel　　Hibbs医生于1914年在New Orthopedic　Hospital发明脊柱融合手术，脊柱侧弯手术中使用的固定方法和工具变成了你医生的好朋友。

在此之后，到1950年代，由Paul Harrington带起著名的突破时代。手术以单一、无弹性的钢棒挺直脊柱，而此棒以其发明家Harrington命名，被称为哈氏棒，是脊柱侧弯手术首先使用的固定方法之一。

医生在手术室使用的固定方法和装备是决定脊柱手术成败的重要部分。毕竟，有实质的研究显示，脊柱侧弯医生和放射治疗师对各种脊柱侧弯治疗固定方法的全面熟知对手术很重要，让他们能发现任何硬件故障。虽然也有证据指出固定方法并不完全负责于你的曲线准确矫正，但由于当中的证据不足，需要作进一步讨论。

因此，任何需要接受脊柱侧弯手术的人对所用功具等的全面知识，非常重要。

你要知道的工具

你医生使用的最重要工具和装备可分为两大类，即：

1. 抓紧骨头的元件 —— 钩、螺钉、金属丝和次椎板钢丝。
2. 纵向连接元件 —— 棒、板

请仔细阅读我们为你准备的一系列有关这些装备的清晰细节。

1. 棒

a) 哈氏棒

正如前面所述，尽管脊柱手术领域的科技不断转变并推出新程序，哈氏棒是其中一个最具历史的脊柱手术概念之一，因为在Harrington医生的发明出现以前，所进行的脊柱融合手术尚在初步阶段。当时的手术进行时，无需任何金属植入物，并在术后使用模型，通过牵引，保持曲线挺直，直到发生融合。然而，手术所带来的融合失败率或假关节的机率非常高，因此，Paul Harrington的开创性发明更受医学界欢迎。

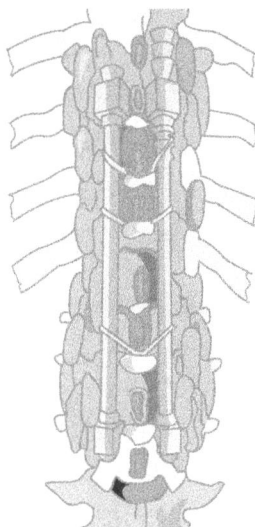

脊柱融合

钢棒帮助支撑椎骨融合

放入骨移植物以在骨内生长,并融合椎骨

哈氏程序到底是什么?

Harrington医生引入金属脊柱系统,帮助保持脊柱挺直,直到实际的融合发生。原来的哈氏系统使用棘齿,但由于已经过时,已被放弃使用。其方法是以钩固定脊柱顶部和弯曲部分底部以分散或拉直曲线。

现代版的哈氏程序使用钢棒,由曲线底部向顶部延伸。手术后,你需要配戴模型和跟从医嘱卧床休息数月。尽管可能存在变化,哈氏程序遵循一套标准步骤,详列如下:

- 首先,使用一支钢棒,从下以上,到达你的曲线顶部。你的医生可能会选择在你脊柱椎骨的两侧使用两支棒。
- 用钩将棒固定,并由已插入骨内的钉子支撑。
- 钢棒被提高,情况有点像更换汽车轮胎。提高后锁定于正确位置,牢固脊柱。
- 这阶段已准备就绪,等待脊椎融合。

- 如前面提到，通常规定卧床三至六个月，并最少于此时间内配戴模型。
- 除非发生任何问题，否则，钢杆通常会被留在体内。

棒断裂在哈氏程序并不常见，有研究更表明，即使进行固体融合，棒断裂的情况也仅为10至15%。然而，哈氏程序可能引起两个相关的并发症。

我们在此作简单讲解。

i) 曲轴现象

这种现象通常发生于年龄较小的小孩身上，特别是骨胳系统未成熟的患者。它基本上是曲线进展的类型，已融合脊柱的前部分在术后仍继续生长。由于已融合的脊柱无法延长，它会开始扭动，然后再发展成曲线。

ii) 平背综合症

这并发症是指你的下背部失去正常的内弯曲线，也被称为脊柱前弯症。数年后，椎间盘可能也会在融合点崩溃，令患者难以站直，并会引起大量痛楚。

b) Cotrel-Dubousset(CD)系统

主要目标是保持脊柱的最理想的三维平衡而不是改善Cobb角百分比！

—— Jean Dubosset

这是用于节段性系统的类型之一，两支使用多个钩子交联的平行棒，有助已融合脊柱取得更大稳定性。Cotrel-Dubousset程序将合适的工具放入需要挺直的脊柱部分，其主要功能是：

→ 矫正现有曲线

→ 矫正现有旋转

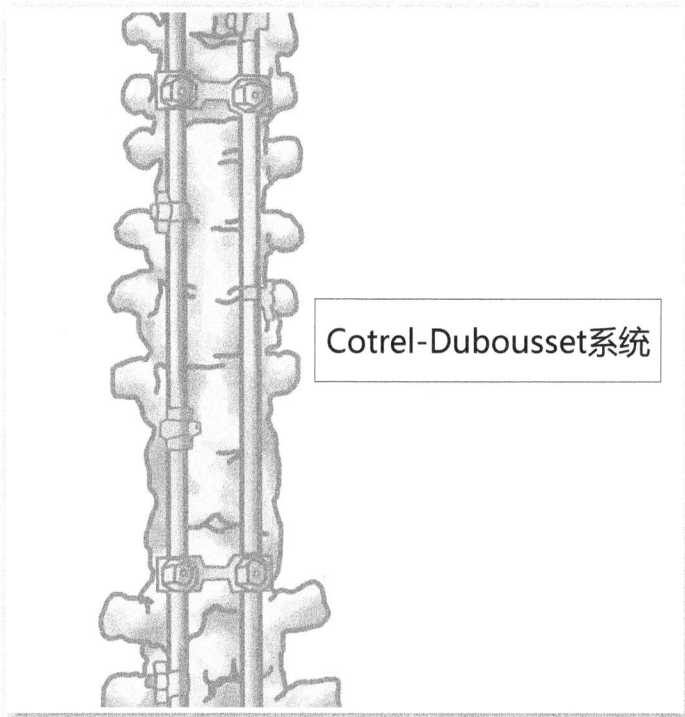

Cotrel-Dubousset系统

其中一个对照研究为这系统作出评估，指出其矫正比例约66%。值得注意的是，当中仅86%使用哈氏程序的患者对手术表示满意，使用CD系统的个案满意度达95%。不过，使用CD系统的手术时间和血液流失量相对哈氏程序较高。另方面，这系统不会造成通常由哈氏程序所引起的平背综合症。

c) Texas Scottish-Rite (TSRH)固定方法

TSRH系统是另一种节段性系统与Cotrel-Dubousset方法相当类似，特别是两者均使用平行棒以控制曲线和逆转现有旋转。而这程序则更进一步，使用更平滑的棒和钩，其主要优点是如果往后出现任何并发症时，更容易移除和调正工具。

其他系统

a) Luque氏固定方法 —— 我们现在知道哈氏棒系统主要会引致的风险是平背综合症，而Luque氏固定方法最初是用作保持下背部正常的脊柱前弯(自然曲线)。虽然手术后的额外并发症极高(如矫正流失)，这套固定方法最常用于神经肌肉脊柱侧弯患者和患有如大脑性瘫痪的小孩。

b) WSSI —— 被称为威斯康辛(Wisconsin)节段性脊柱固定方法，普遍被认为安全，是类似哈氏棒和Luque氏固定方法。这方法在棘突的底部连同适当的植入物以进行节段性固定。

c) DDS —— 被称为背部动态融合(Dorsal Dynamic Spondylodesis)系统，在德国尚在测试阶段。半刚性系统主要较其他传统为脊柱提供更高灵活性。

2. 钩

传统上，钩是最常用于把棒固定到脊柱的工具。将棒放到曲线的附近后，钩会将其固定在正确的位置。椎弓根螺钉是另一种用作矫形棒的工具，将会在下一部分再作解说。

让我们先仔细研究这工具的用途、如何及何时使用等。

用法与执行

常被用作固定的一部分，如Cotrel-Dubousset(CD)固定方法。节段性钩在1980年代开始成为脊柱侧弯手术治疗的标准部分，被广泛使用的原因是钩可以让外科医生通过压紧或分散模式，沿着同一支棒放置多个钩。

钩的主要类型

外科医生会根据患者的年龄、类型和曲度,使用一系列不同形状和大小的钩。在本节中,我们会讨论每个类型的钩及其使用细节:

1. 椎弓根钩

顾名思义,此乃附于你脊椎的椎弓根位置。更具体说明是,椎弓根钩被用于胸部(中脊柱)椎骨T1至T10(请参阅第一章以了解更多有关胸椎骨详请)。通过将钩刀片向上放入,使用钩架、推钩器、锤或通过组合这些工具将椎弓根螺钉插入。

2. 椎板上钩

椎板上钩以向下位置放入,被使用在椎板最高部分。如第一章所述,椎板覆盖脊柱管,由椎体延伸,在脊髓形成环状提供保护。为放置钩子,椎板的边缘可能被移除。完成后,插入合适的植入架。

3. 椎板内钩

这些钩通常在T11或以下使用,并向上放入。为插入这种钩子,你的医生会从椎板分开黄韧带,以保持你的骨骼原封不动。

4. 横突钩

这是一种宽的刀片钩,通常用于CD系统的爪形结构。这些钩可在清除横突任何软组织后,向上或向下放置。

5. 减薄钩

减薄钩适用于以上四种类型,一般被放置于需要矫正的胸椎曲线一侧,主要用作帮助放入矫形棒,尤其在大型曲线或附有相当大的脊柱前弯(你下背部的曲线)情况。

3. 椎弓根螺钉

椎弓根螺钉是其中一种最新工具，为各种脊柱侧弯手术增值，例如后路或前路形式。为你脊柱的椎弓根部分特别而设的螺钉，这种工具目前被关联至不同因素，如较高的手术成功率和较低的并发症发生率等。

你要知道的词汇

(a) 椎弓根

椎弓根是一个小而密的干细胞状结构，由后面部分或你的脊骨背部伸出。每节椎骨有两个不同的椎弓根，如下图所示。

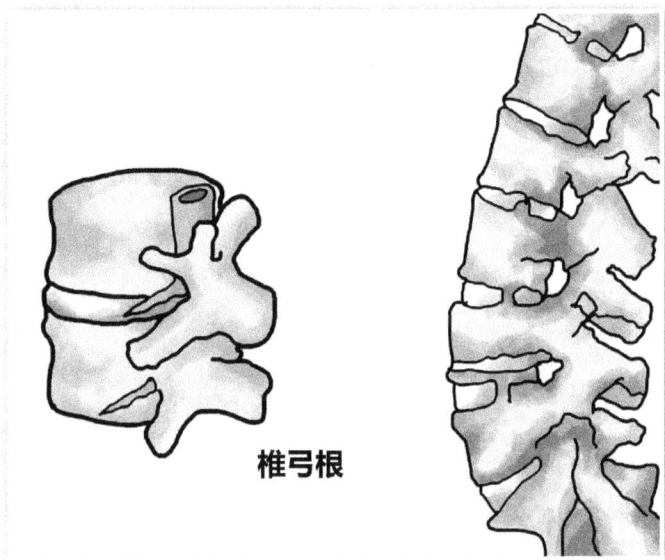

椎弓根

(b) 多轴椎弓根螺钉

多轴椎弓根螺钉是最新和最常用的椎弓根螺钉类型。多轴椎弓根螺钉由钛制成，其活动顶端可被穿成串，甚至可承受高水平疲劳和侵蚀,而且更是核磁共振成像兼容并配有不同大少。由于顶端可活动,让螺钉可旋转,帮助支撑任何脊柱压力。你的医生可选择各种尺寸,由30至60毫米及直径由5.0毫米至8.5毫米。

方法与目的

椎弓根螺钉被用来矫正脊柱畸形。以脊柱侧弯个案而言,椎弓根螺钉的以下两种特定用途被使用为其他固定方法配套的一部分(如哈氏程序):

> → 把棒和板固定到脊柱

> → 固定脊柱特定部分以帮助脊柱融合

虽然确实程序可能由于脊柱的手术位置而有所不同(胸、腰或骶椎),椎弓根螺钉有一个通用的植入方法。

以下为简单描述:

- 外科医生会使用正常的X光或荧光镜试验,判断螺钉需要插入的深度。
- 当确定深度后,估计并落实螺钉的插入角度。
- 然后,用适当工具在接收通道钻通椎弓根。
- 最后,在此插入螺钉。

效率与普及

椎弓根螺钉一般连接到椎弓根,即椎骨两侧,通过进入骨骼把棒固定。

大量研究也显示椎弓根螺钉固定方法用于曲线矫正的功效。举例说,德国的脊柱侧弯中心表示,节段性椎弓根螺钉固定方法可用在少于60度的胸腰和腰椎侧弯的正面或矢面畸形。不同结果也指出椎弓根螺钉固定与前路融合相比,所需融合长度较短。此外，其也可提供更好的曲线矫正，并改善肺功能和减少神经系统问题。

另一项研究报告表示，相较钩或混合结构，使用椎弓根螺钉固定方法的患者也显示出主要曲线矫正改善和需要较少后续治疗。然而，相关研究指出，这固定方法的先决条件是按照适当的术前分析来决定正确技术，以提供刚性固定和改善畸形的效果。

研究也开始展示椎弓根螺钉固定方法可能提供更好的曲线矫正，而且不会引起使用节段性钩固定方法所导致的神经系统问题。

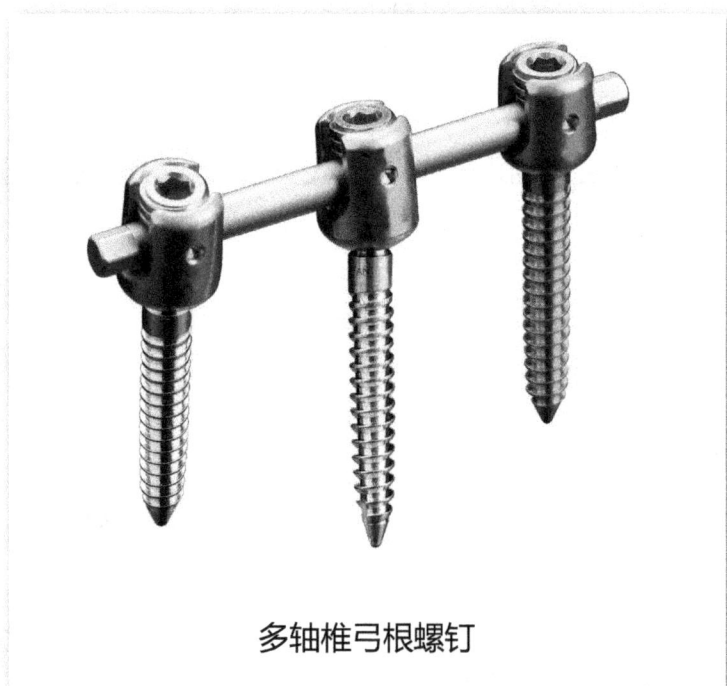

多轴椎弓根螺钉

节段性钩与椎弓根螺钉

有关螺钉或钩在脊柱侧弯手术哪个表现更好的争论不绝！本来，椎弓根螺钉是用以取代传统用于哈氏程序的节段性钩。哈氏程序为其中一个最早出现的治疗脊柱侧弯技术。

学术上，虽然两者都存在并发症和风险因素，外科医生视螺钉为较好选择有两个主要原因，包括：

- 螺钉抵抗脊柱拉力比钩更好
- 螺钉的摆放位置被认为是其较钩的优胜之处

事实上，使用螺钉被认为需要融合的脊柱部分较短，以及患者会经历较少的血液流失。不过，有一部分医学界人士认为，钩较椎弓根螺钉引起较少的神经系统并发症。

参考文献: Liljenqvist, et al. Comparative Analysis of Pedicle Screw and Hook Instrumentation in Posterior Correction and Fusion of Idiopathic Thoracic Scoliosis. In European Spine Journal. August 2002. Vol. 11. No. 4. Pp. 336-343.cv

4. 金属丝

现代的脊柱侧弯手术过程使用工具和固定方法组合，可提供最佳的脊柱融合结果。这些系统被认为是领先于哈氏棒程序，尝试克服后者所引起的相关并发症。

其中一个说明为何金属丝被用于矫正脊柱侧弯曲线的例子是其与第二代系统最常见的Luque氏固定方法一同使用。在这特定的技术中，两支棒被放于脊柱两侧，并以金属丝连接。

次椎板金属丝缝合术 —— 现今

在此之后，来到次椎板金属丝缝合术年代。虽然并非很常见，但仍被使用。次椎板金属丝缝合术最常用于两种患者身上：

→ 那些骨骼太脆弱、不适合以钩或螺钉作固定的患者
→ 那些曲线由神经和肌肉引起的患者

最近，典型的不锈钢丝已被钛缆取代。然而，专家表示关切的是，当患者患有刚性曲线，这样的次椎板金属丝很容易被拉出来，甚至断裂。

金属丝也在威斯康辛方法及背部动态融合被用作修正曲线的固定方法。背部动态融合是一种用作治疗背痛的手术过程。

研究如何说？

不同类型的金属丝会按照不同手术种类被使用，而每种金属丝均有不同的效果。例如，钴铬合金丝，尤其在拉伸和钛相容性方面，较钢丝提供更大优势。事实上，钴铬合金丝与钛的脊柱工具也常被用作次椎板植入物，而且往往产生显著的效果。然而，Luque氏固定方法使手金属线的矫正率则相当低，甚至对脊柱管的损坏程度也颇高。一般而言，金属丝被认为是危险品；即使在手术后需要移除破损或断裂的金属丝，也被证实具危险性，可造成如神经伤害等并发症。

相反，有其他研究指出放置椎板内的金属线对特发性脊柱侧弯手术治疗是安全而且有效。

5. 钳

在脊柱手术的世界里，手术钳是一个细小的金属工具，被用作你脊柱部分和金属棒的接口，以固定整个系统。钳子固定系统使用椎弓根保留带技术将棒连接到脊柱结构。

当植入物被放置在你的脊柱结构以减少脊柱侧弯曲线，通常会引起大量摩擦或被医学上称为接触面应力，可通过钳使脊柱压缩、分散、反旋和转化，减低接触面应力。最为人熟悉的钳，如通用钳，与其他工具(如钩、螺钉和金属线)一同在脊柱手术为外科医生提供最大灵活性。钳通常需要聚脂纤维编织带和固定螺钉将其放入正确位置。

一个相关研究分析通用钳是一个相对新的骨缝合术植入物，用作治疗青少年特发性脊柱侧弯。钳主要由次椎板带和钛钳组成，被视为有效装置，减少椎板骨折风险和协助减低曲线进展。研究同时显示与次椎板金属丝比较，通用钳可将椎板皮层的压力散布至较大范围，因而减少严重椎板骨析的风险。

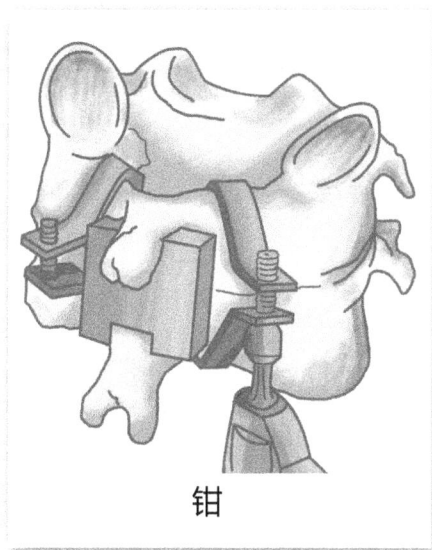

钳

组合

真实的脊柱侧弯故事：硬件体验！

Jane在16年来第一次进行手术，当中使用的所有硬件和装备对她来说是相当惨痛的经历。由于她母亲在20年前被诊断出弯曲，因此，她的脊柱侧弯部分来自遗传。经过一段相当长时间、每天近乎24小时配戴支架的日子后，其曲线并无停止，因此需在1987年进行第一次手术。不幸地，她在1995年需要进行第二次手术以移除体内的矫形棒。

无论是哪次手术，Jane在手术后均感到不适，更出现严重感染和液漏情况。

即使手术后多年，Jane发现自己很难以背部平躺或靠椅背坐直。Jane认为，所述的持续不适和疼痛感是由手术使用的硬件造成。

第十七章
手术室内

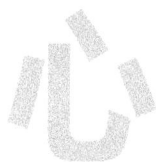

心理思维在医学界一直担当重要角色，让患者甚至支援人员拥有正确态度是任何手术的成功关键。对于复杂如矫正脊柱侧弯的融合手术，正确态度就更为重要。作为患者，在接近手术室前的最后时刻，知道手术室内等着你的一切，对你相当重要。我们在本章将会为你提供一个完整概念，了解从被推进手术室直到手术开始会发生的所有。

知识就是力量！

实在说得好！了解情况是真正能赋予力量。当牵涉到个人健康和更重要的是，人生安全，你可能永远不能相信任何人，只有信自己。进行像脊柱侧弯曲线矫正如此重大的手术，你需要清楚知道并充分了解你将要面对的一切。

在前面章节，你已阅读了所有有关你手术涉及的风险、不同的手术方法、财政准备的细节等。在以后的部分，我们将会讲解当你到达手术室后到底会发生什么，直至你的手术正式开始。我们将在三个不同步骤说明整个情况，包括：

1. 手术前的例行程序

2. 被推进手术室 —— 在完成初步手续和检查后，你会被带到手术室

3. 安顿、监控和镇静 —— 你在手术台上的位置将根据你使用的手术方式而定。多种装置和监控设备将被连接到任何有潜在风险的位置。最后，你会被注射镇静剂以进行手术。

以下将提供每个步骤的详细解释。

1. 手术前的例行程序

最重要是，正如我们在前面章节中的讨论，你现在已通过主要的术前评估和检查，确保你的健康适合进行手术。这些检查一般包括以下：

- X光片：协助计划手术方式
- 心电图：确保你的心脏正常运作
- 肺功能检查：确保正常呼吸
- 医学影像：用作记录和保存手术前后图片
- 血液检查：排除任何感染或其他并发症

每个程序/测试将在你手术前数天进行，并作为正式术前评估的一部分。完成后，你将会获分配一个具体的手术日期。有些医院会要求你手术当天入院，有的则可能希望你在前一晚入院以确保进行适当的筛查和准备。

入院和完成所有手续后，你将会在接下来数小时接受手术。

在你被推入手术室前，医务人员将进行以下步骤：

- 记录你的身高和体重

- 量度你的体温、心率、呼吸频率和血压
- 询问你有关最后进食的食物和饮品
- 给你一个可戴在手腕 的 标识带
- 填写一些重要表格,如同意书
- 如果你早前决定进行自体捐血,你将会被抽血(详请参阅第十三章)

在你开始前一刻,你要换上一套衣服,通常包括罩袍、裤子和帽。然后,你将被推入手术室开始下一个程序。

2. 被推进手术室

当你进入手术室,你会面对完全不同的情景。你将目睹大批复杂的机器、金属线和工具,以及穿上绿色衣服的男女。这个时候最好令自己保持专注和尽量冷静,也可使用你令自己放松的小撇步。这些在手术室准备程序的人当中,将包括:

- 主任医生
- 麻醉师
- 护理人员
- 技术员
- 其他专科医生

麻醉师

在这阶段,你将会与首席麻醉师进行重要对话。他是位专业人员,负责让你在手术中进入睡眠状态并通过术中监察(如脊髓监测),确保你保持睡眠状态。这对于保护你的脊髓或其他身体功能在手术中不受到伤害非常重要。关于此类测试风险和并发症详情,请参阅第十章。

你的麻醉师将问你一些关于你病历的问题，以及了解你是否有任何过敏问题，从而确保你的身体与他将会使用的重要镇静药物相合。

保持头脑冷静...

有相当的外科医生会建议患者如果对于手术感到过份压力，可向专业人士求助。毕竟，你的心理状况对手术成败发挥极大作用。手术室的所有金属丝和工具等设备，即使是最冷静的病人都可能感到畏惧。有意识地保持你的头脑冷静，并尝试在接近过程最后阶段时，不会让自己感到烦躁。

---

3. 安顿、监控和镇静

当你在手术室，你的医生将准备把你放到手术台上的适当地方。采用的位置和注意事项取决于使用的手术方法，如后路、前路和结合方法，甚至电视胸腔镜技术的方法。你可在第十五章"手术类型"将知道有关更多这些方法。

加垫和定位

你将会被放到手术台上，并被适当加入垫子和定位。例如，如果你使用后路(从后)方法进行脊柱融合，你会被置于一个已加垫的框架，腹部位置悬空，以将出血情况减至最低并帮助手术顺利进展。

另方面，为确保你全身受保护，适当定位和额外软垫可保护你的神经和关节。此外，你皮肤和面部包括你的双眼，均会被加垫保护。

除加垫和定位外, 所有重要的导管和动脉管路将会被固定。
这些可能需要超过一小时完成, 你的手术方可正式开始。

在以下部分, 我们会提供一个关于各种动静脉管路或导管使
用的简要概述。

静脉管路和显示器

你将被钩上一系列的管、静派管路、显示器和装置, 以传送药
物、营养和输血等。此外, 你将被戴上监测装置, 确保你主要的
身体功能正常运作。

我们在本节将说明你被钩上的每种工具和装置在脊柱侧弯手
术的用处。

(A) 静脉管路、管和导管

→ Foley导管是一条细小的软性导管, 帮助清空你的膀胱,
  使你不必起床上厕所。在你进行手术时放入你排尿的位
  置, 一般在四至五天后移取

→ 病人自控镇静术是一条静脉管路, 传送必要的抗生素和
  止痛药。

→ 动脉导管进入你的动脉以监测你的血压水平(见下框)。

小知识

动脉管路与静脉管路不同。顾名思义, 两者分别被放
入动脉和静脉。而且, 静脉管路多数用作传送药物和营
养, 而动脉管路则通常用于监测装置, 检查你的血管,
更可用作抽取血液样品, 以在未来可能需要的重复实验
室工作和测试中使用。

→ 气管导管被放入你的口腔和喉咙，帮助你轻松呼吸，因此，可能会伤到你的喉咙和声线。与Foley导管一样，气管导管也是在手术中放入。

(B) 显示器和装置

→ 一组放于你胸口的电极。它们像小而软的贴纸，连接到你床头上心脏监护仪的金属丝。这些电极和金属丝目的显示你的心率和呼吸频率，并以多排和数字形式展示于显示器上。

→ 因为你的肺部可能尚未完全复原，氧气面罩帮助你轻松呼吸，特别是如果你有前路(由侧/前方)切口。

→ 脉搏氧饱和度仪，通过绷带连接到你的手指，检查你的氧气水平。

→ 一组压力袜和充气加压靴，防止由于长时间不活跃所引起静脉内血块的形成。

监察

你在此手术阶段会被安排正常的神经生理学检查。为此，一名被称为神经生理学家的医学专家将会连接一些特殊的金属丝到你的头部，确保术中监测。其他重要的显示器和静脉管路也会被适当放置，以保证你在手术中被正确监测和施用药物。

进入睡眠状态

这时轮到你的麻醉师。由于有不同的施用麻醉药的方式(包括通过静脉管路或面罩)，他一般会询问你的选择，并看看那个方法最适合你。有趣的是，由于这是病人在进入手术完成各种测试和评估后的第一个实质过程，这步骤一般是最令病人困惑。以下为一个简短引述：

"我以为这会是非常可怕。我不知道手术室是何模样,以为它会像在电视上那样,在一间偌大的房间摆放着一张小床,然后所有人都注视着你,但原来完全不是。里面很寒冷。他们让我在睡着时抱着我的小熊。当我醒来的时候,小熊依然在我臂弯内。真好!"

当你被施用上述药物后,你会慢慢进入一个良好的睡眠状态,而实际过程将正式开展。

真实的脊柱侧弯故事:连勇士也觉可怕的经历

Angelina是一个自信、开朗的女孩,甚至面对手术也处变不惊。她对她的脊柱侧弯情况坦诚面对,与她母亲一起取得全面的相关资讯,确保手术以目标为本和舒适。然而,即使是这样意志坚强的少女,手术室的经验以及整个手术活动时间表也足以令其生畏。

她在13岁被确诊患有脊柱侧弯。经过一系列的诊断和不同治疗方法后,终于在16岁时,她被证实为双主曲线并被建议进行手术。她对护士和医生们对于整个过程的解说感到相当满意。不过,当她被推进手术室后看到大范围的工具,她开始感到担忧。她觉得最痛苦的经历是医生想要拍摄她脊柱的照片以进行术后对比。Angelina形容在她只穿内衣时听到的喀哒声,令她觉得最不舒服和"丢脸"!

第十八章
手术的实际过程

当你进入手术室后,终于到你实际手术的进行时间。在本章中,我们将带你"进入"整个手术,全面了解当中过程。

关于脊柱融合

我们已知道,脊柱融合是最常见的手术,用以矫正和控制脊柱侧弯曲线。脊柱融合依然是最广泛被采用的手术,更不限于脊柱侧弯,用以实现某些目的。我们首先要了解什么是脊柱融合及为何需要被用于疼痛、畸形与疾病管理领域。

顾名思义,脊柱融合是一种用于连接或"熔化"你部分脊柱,治疗任何畸形或减轻痛楚。

像你在最初的章节阅读到,你的脊柱是由颅骨到尾骨的多个相互连接椎骨。每个椎骨相连成链状,迭在彼此顶部,让它们可以根据脊柱需要作灵活协调活动。为避免摩擦,每个椎骨间有软的椎间盘作缓冲,加上小平面关节,为脊柱提供明显的灵活性和足够的保护。

由于一些健康状况和疾病，这些椎骨超过正常活动并受到病菌、创伤或年龄影响。当此状况发生，受影响的两个或多个椎骨在正常活动下也会开始变得痛楚和不稳定。

脊柱融合是为了消除受影响椎骨在活动时所造成的疼痛感，并通过骨移植物和固定方法将受影响的椎骨融合在一起。

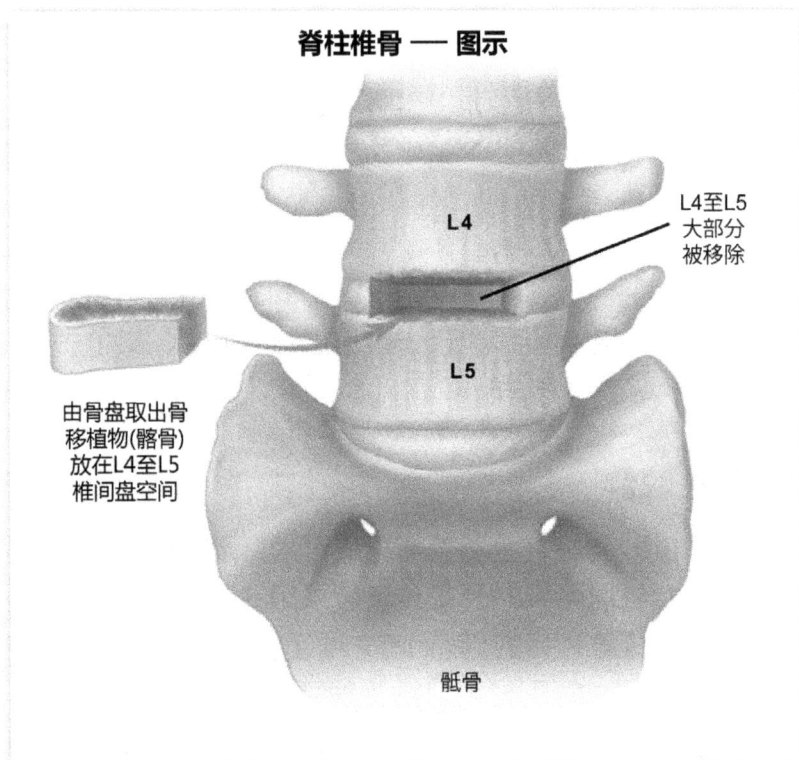

脊柱椎骨 ── 图示

L4

L5

L4至L5
大部分
被移除

由骨盘取出骨
移植物(髂骨)
放在L4至L5
椎间盘空间

骶骨

状况

为作进一步说明,脊柱融合在以下一个或多个脊柱状况下会被采用:

- 由椎骨断裂等状况所引起的创伤或意外
- 特定椎骨过度活动所造成的脊柱不稳和疼痛
- 脊柱疾病如椎骨脱离、脊椎前移和骨关节炎
- 脊柱畸形如脊柱侧弯和驼背
- 椎间盘膨胀或凸出

简单说明...

作为一个过程,脊柱融合试图通过即时以人工方法模仿大自然原始的骨胳生长方式,永久融合两个椎骨,减低它们之间的活动痛楚。

目标

就以上所述,在脊柱侧弯患者身上进行脊柱融合以实现以下目的:

- 矫正/挺直曲线,让脊柱尽可能回到正常位置
- 即使结果可能有别预期,但仍试图减轻痛楚和脊柱不稳定性
- 停止任何可能的曲线进展
- 避免任何可能对神经系统或其他器官所造成的伤害

在了解脊柱融合的基本原理和所实现的目标后,我们现在就进一步了解到底手术中会发生什么以及如何进行。

详细过程

A) 切口

手术第一步是你的医生通过切口接近脊柱。切口类型和位置将根据单一最重要因素而定——你的曲线位置。通过之前的X光片、咨询和其他诊断方法，你的医生已规划并决定所使用的方法，可以是后路、前路或结合方法。你可参阅第十五章了解更多关于每种方法的详情。

由于方法已明确制定，你的医生会进行所有重要切口。视乎你曲线的确实位置，你的医生可能会根据以下方法进行：

→ 腰椎(下)脊柱 —— 当你以腹部躺下，会通过后路(即由背部)接近脊柱。你的医生将会直接在脊柱上切开。

→ 颈椎(上)脊柱 —— 为到达你脊柱颈部的曲线和受影响椎骨，你将以背部躺下，而你的医生会在你颈部前方以前路方法切开或在后方以后路方法切开。

→ 胸椎(中)曲线 —— 在这情况下，你的医生会根据你的状况进行切口。事实上，在很少情况下，可能会结合后路和前路方法进行。

后路颈部切口　　　前路颈部切口

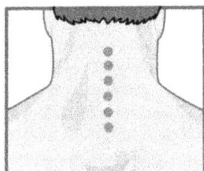

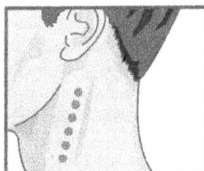

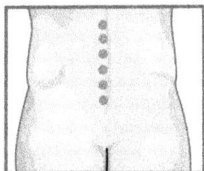

后路腰部切口　　　前路腰部切口

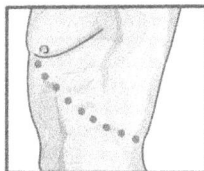

各个切口位置

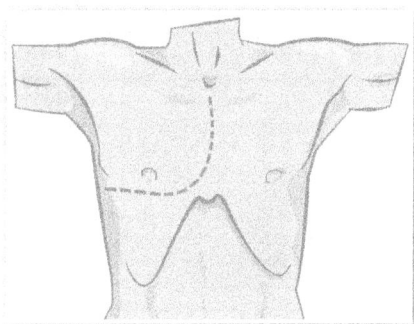

你的医生将使用已决定方法到达你的棘突,即椎骨后方突起的小骨。通过精细的外科手术工具,他会将你的肌肉沿脊柱移开,以接近椎板(负责保护脊髓背面的骨骼)。

然后,你的医生会检查附近神经是否受到任何类型压力,并通过解压过程小心去除椎板的一部分或擦去附近任何骨刺,以移除周围神经的所有压力和拉力。

切口完成后,露出你脊柱需要融合的位置,并开始下一步的骨移植。

B) 取出骨生长物

在这阶段,你的医生将会看到受影响椎骨迫使脊柱离开正常位置,引起脊柱神经压力和造成脊柱侧弯曲线。通过解压或椎板切除程序,这些骨生长物将会被取出,并插入骨移植物。

C) 骨移植物

骨移植物主要包括一组片状骨物质,最终被放入两个受影响椎骨之间。各种用作决定手术的骨移植选择因素,包括脊柱融合类型、所涉及水平、非融合风险因素(如肥胖、吸烟、欠佳的骨质量和高龄)、医生的经验和偏好。

通过固定方法支撑,骨移植物将会随着时间协助椎骨连接或 "融合" 在一起,而这使用骨移植物的椎骨融合过程,正是整个脊柱融合手术的实际基础。

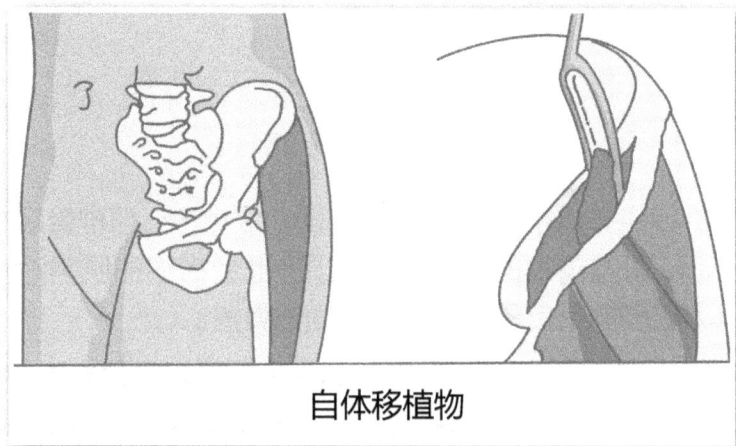

自体移植物

参考下一页的方框以知道各种可用的骨移植物类型。

骨移植物

骨移植物可由三种来源取得以进行脊柱融合，包括：

1. 自体骨移植物

顾名思义，自体骨移植物来自病人身体本身，主要取自髋部髂嵴。如果你的医生使用这类型的骨移植物，将会在上述的A步骤，从你的髋骨上方进行切口，再取出骨物质作自体移植之用。

2. 异基因骨移植物

这是你的医生需要在手术前由外面的骨库取得的尸体骨。异基因移植物将免去病人由自体骨移植手术的额外切口所引起疼痛和风险。然而，你的医生将会是决定采取骨移植物的最佳负责人。

3. 人造骨移植物质

归因于外科手术和医学领域的大量发展和创新，病人也可选择人造骨移植物质以进行脊柱融合。市面上供应的数个人造骨移植物质包括：

- 脱钙骨基质 —— 通过从尸体骨移除的钙质所取得，脱钙骨基质类似凝胶浓度，更被认为是带有蛋白质，有助骨胳加速愈合。
- 陶瓷 —— 由合成钙或磷酸盐物料制成，与自体骨相当类似，被认为是自体骨移植物以外的有效选择。
- 骨形成蛋白 —— 由美国食品和药物管理局认可，骨形成蛋白是极强大的人造骨蛋白，促进坚固融合，完全消除自体移植的需要。

脱钙骨基质通过处理异基因骨移植物和脱钙，以取得刺激骨胳形成的蛋白质所制成。由于其单独使用时未必可刺激到足够融合，因此常与自体骨移植物一起使用。骨形成蛋白只获批准用于前路腰椎融合手术，而且价格高昂。

放置骨移植物

随着骨移植物已准备就绪,现在是时候适当地将它们放入沿着曲线的椎骨露出部分。你的医生将使用特定的手术工具,小心翼翼将火柴般大小的骨植物横跨露出的部分,垂直放入。值得注意的是,每个移植物或片状物按照此方式放置,可让其与毗连的椎骨接触,才有可能产生融合,亦即实现手术的真正目的。

D) 固定方法

在进行融合手术时,使用的金属工具将在首数个月提供稳定性和固定,让骨胳的坚固融合逐渐变作长期的稳定性。

在此阶段,你的医生实际上已开始模仿骨胳生长的自然过程。两个椎骨与骨移植物现在将开始在两侧巩固,并在最后融合成单一结构。

你的医生需要把所有物料,包括你的椎骨和骨移植物结合在一起,直到融合发生,这需要用到固定方法。在大多数情况下,棒会被用作固定脊柱位置,而椎弓根螺钉、节段性钩和金属板则用作固定移植物位置,使其可在一段时间后融合成单一骨胳。

请参阅以下图像,了解整个手术过程。

E) 闭合切口

当工具被放入并适当地固定骨移植物位置后，你的医生将小心地把你的皮瓣放回原来位置及进行所需的手术闭合。此外，你的医生可能会在皮肤下放入一至两条引流管，而该些引流管一般会保留数天。

整个程序让移植物再生以发育成特定骨头，并在最后把两个受影响的椎骨融合。

矫正脊柱侧弯的三个部分

传统上，脊柱侧弯被认为是脊柱的二维畸形——例如，医生会尝试通过使用矫形棒拉直"S"曲线。然而，大部分患者，包括Nicholas Sheridan，受到椎骨扭曲的痛楚而导致三维畸形。Maric Barry医生是一名小儿矫形外科医生，并成功研发出矫正三维的技术。

在手术中使用X光片帮助医生在正确的角度将螺钉放入脊柱椎弓根。如果螺钉放在错误位置会损害脊髓，导致麻痹或更差的情况。Barry医生用了足足一小时固定19根螺钉，以将两支棒沿着Nicholas Sheridan的脊柱放置。

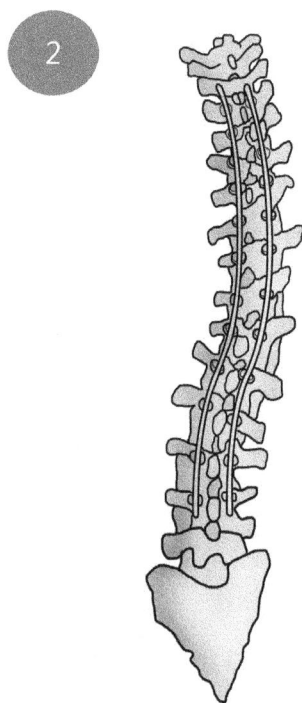

拉直脊柱

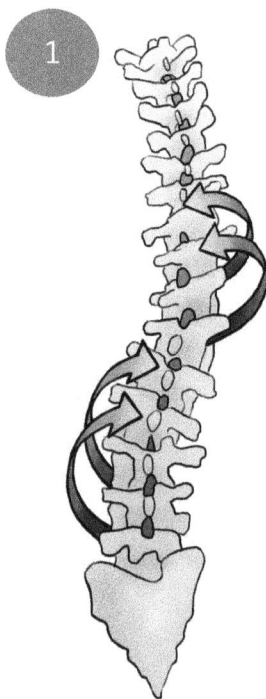

① 脊柱侧弯是一种畸形，可引起脊柱扭曲像螺丝锥，导致持续痛楚、肺部和心脏功能受损及活动能力受到限制。上图显示脊柱侧弯如何使脊柱扭曲至不同方向。

② 特殊的螺钉放入脊柱的椎弓根，并以直径1/4英寸的钛棒穿过这些螺钉。一个塞子会滑到螺钉底部以固定棒子。

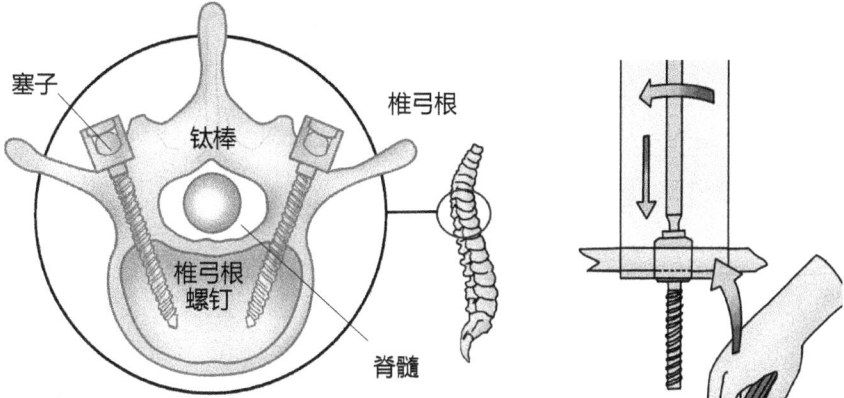

椎骨横切面

塞子

椎弓根

钛棒

椎弓根
螺钉

脊髓

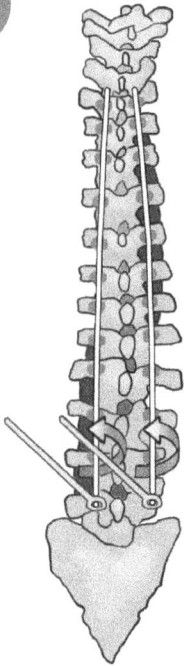

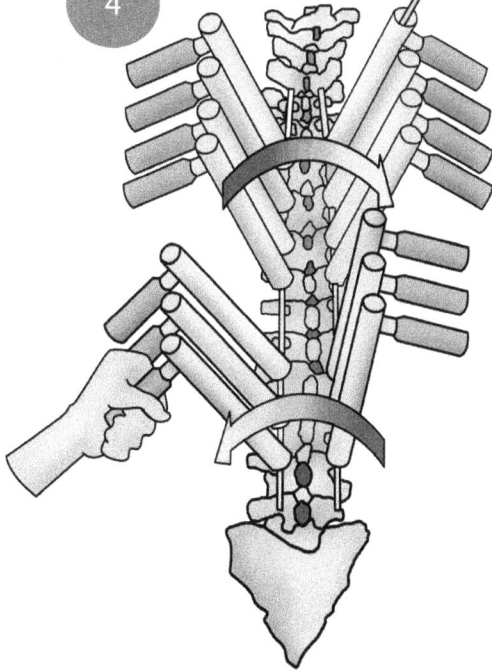

Barry医生用两个板手转动矫形棒直至从后或从俯视角度看来呈直线。通过此过程矫正脊柱侧弯的两个方面，但被旋转的椎骨(显示为红色)仍必需由Barry医生的手术团队治疗。

通过使用由Barry医生自家设计的多个连接手柄组合，Barry医生和其人员转动被扭动的椎骨至整齐。一个与螺丝刀相似的工具用作锁定螺钉位置。然后是把捐赠者骨移植物沿棒散置。

真实的脊柱侧弯故事：医生的专业知识

虽然脊柱融合是一个标准化程序，但在某些情况下，整个过程相当复杂，也只有外科医生的充分知识可助患者从脊柱侧弯中得到缓解。

这发生在14岁、患有严重脊柱侧弯的Harry身上。根据医生所言，Harry的曲线达90度角，重要器官被压住，并需要进行手术以矫正曲线。该手术除了让他的曲线减少20度外，他的身高更一下子由4尺10寸长高至5尺3寸。

这次手术很复杂，Harry更几乎失去相等于他整个身体的血液，他的大脑更一度停止运转，令医生害怕他是脑死亡；幸好，他开始出现反应并慢慢恢复正常。以他的曲线状态，医生在手术前已曾警告手术可能导至术后瘫痪。经过长达八小时的手术，放在脊柱两侧的钛棒的确有助拉直曲线，并让这名少年重过新生活。

第十九章
可能出现的并发症

人生总是跟我们的想象有极大差距！然而，放诸在药物和手术方面，只要事情稍有差池，即使一点点也可造成破坏，甚至致命。由于你正计划进行脊柱侧弯手术，我们在此为你提供我们对手术黑暗面的见解。本章会谈及你手术可能会出现的差错，以及可能即时或在长时间后发生的并发症。

有什么期望

以下是你对手术后复原的理想期望：

- 较直的背部，去除或减少驼背
- 疼痛大幅降低
- 你的日常活动可以更舒适
- 较佳的外观

融合过程需要约三个月固定，而且可能在两年内继续成熟。因此，你的疼痛和麻木将需要至少三个月才可消退，之后你可期待你的正常神经功能逐渐恢复。

然而，可能并非所有情况均按照这方向发生，更可能引起一些前所未有的并发症，我们将在随后部分说明。

如果所有进展不顺利...

即使专家指出正确的诊断和手术方法可减少并发症，但明显地，像脊柱侧弯手术这种复杂的程序带有可能发生并发症的极大风险。

由神经受损至过量出血、疼痛、曲度复发，甚至瘫痪，虽然有些很罕见，但脊柱侧弯带来一连串从轻微到严重的并发症。

在涉及外来的固定方法并需要由医生处理的敏感部位(如脊髓)的情况下，这类可能发生的并发症实在不容忽视。举例来说，有具体研究显示，整体并发症发生率并非由你的曲线类型引起，但如果你的医生使用结合前/后方法或你曾经过额外程序如截骨术(一个缩短、加长或变更骨胳排列的手术)等，你的风险必然会提高。

什么是腰椎手术失败综合症？

腰椎手术失败综合症是一系列术后问题的总称，如上面所述，当中的问题通过症状和并发症出现。

我们先看看并发症可能发生率非常高的部分因素：

- 使用金属和其他工具等异物令身体可能不易吸收
- 由脊柱侧弯引起的背痛等并发症所导致现有的身体虚弱状态

- 进行切口后意外发现的畸形
- 复杂畸形，特别是刚性和严重曲线的情况
- 早已存在的疾病如小胖威利症(Prader-Willi Syndrome)会增加并发症范围

由于上述因素和我们将在本章所讨论的其他因素，可能有一些情况并不如计划般发生，而且手术可能因为有些原因而出错。现在，可理解的是，建议有问题的患者甚至医生需要知道状况，并为这些可能在手术前或后出现的并发症作好准备。

修正

虽然每个患者均有所不同，而且每种并发症都有自己的治疗方法，了解专家如何处理这些手术并发症的部分常见方法对你很重要。

你的医生通常要在以下列出的一种或多种解决并发症的方法中作出决定，不论这些并发症是即时或长期、轻微或严重：

- 止痛药
- 抗感染抗生素
- 其他控制状况(如过量出血)的药物
- 修正手术并重复骨移植固定/放置

并发症类型

研究显示近40%病人在手术后经历轻微并发症，而20%则遭受严重并发症。

首先，需要知道两种可发生的并发症：

→ 手术期间出现的并发症，即术中风险
→ 在一个较长时间发生的手术后遗症

在本节,我们讨论这两类与手术相关的并发症,以说明当这些并发症发生时,你的身体会有发生什么状况。

即时术中并发症

1. 过量出血

又称溢血,可能是在脊柱侧弯手术最常见的即时并发症。事实上,研究经常显示,无论在术中还是术后,过量出血是最严重的并发症之一。

虽然过量出血与大部分手术相关,其对脊柱融合的影响最高,原因是此手术需要进行长长的切口。状况由难以进入曲线至复杂的脂肪组织,甚至不正确使用工具等,都可导致出血过量。值得注意的是,脊髓密度也可影响出血范围和数量。研究指出脊髓密度较差的患者在术中发生过量出血的风险较正常高九倍。

专家解释,失血量并非唯一问题,还有换血过程中可能出现的其他并发症,如爱滋病和肝炎等。此外,由于这类术中换血需时,所增加的手术时间可能会引起进一步并发症。

这正是专科医生会在手术前鼓励你使用自体捐血的原因,为需要进行输血作好准备。你可在第十三章参阅更多有关捐血的资料。

你的医生可能会进行一些重要步骤以令术中出血的情况减至最低。这些步骤包括:

→ 使用适当的装置,如Relton-Hall支架,固定病人位置,让其腹部悬空,减少腹腔内压力和出血范围

→ 使用局部止血剂如骨蜡或Ostene(由美国食品及药物管理局认可的水溶性材料,有助减低并发症),控制骨骼出血

→ 在切除的小平面关节,短暂放上凝血酶浸泡的凝胶泡沫

2. 感染

由于需使用工具、仪器、异体骨移植物和输血,感染是其中一种最常被预期的手术附带后果。感染可由多种原因所引起,例如以下所列:

→ 当身体未能接受固定方法

→ 通过输送可能带有致感染物的血液

→ 通过使用工具

→ 通过由捐赠者取得、可能带有致病物质的骨移植物

→ 对药物的反应

→ 如患有大脑性瘫痪等已存在的症状,提高小孩在手术后的感染风险

虽然抗生素会在手术前后持续使用,但感染还是经常发生。部分最常见的感染警示有:

- 过度触痛、红肿或伤口肿胀

- 伤口液漏

- 急性疼痛

- 发冷

- 发热(超过100度华氏)

3. 呼吸和心脏问题

与脊柱融合手术相关的肺部并发症是相当普遍的问题，原因是脊柱的异常曲度经常压向胸腔，导致不适以及妨碍呼吸和心脏功能。在手术中，患者可能经历症状如气短、胸痛或其他相关的心脏并发症。部分其他病症可能长达手术后一周才出现。这些问题可由一些因素引起，如：

- 手术相关压力
- 胸腔压力
- 突然改变的血压水平
- 肺功能受损的病史
- 对药物的不良反应

研究展示出这些肺部和呼吸疾病较常出现在由神经肌肉问题如脊柱裂、大脑性瘫痪或肌肉萎缩症，导致脊柱侧弯的儿童患者身上。

为防止这样的问题，你的医生将会确保定期监测和术中评估，避受任何严重后果。

长期并发症

你首先要谨记的一件事是，脊柱融合是一个常用的矫正脊柱侧弯手术，其将永久融合成你脊柱的一部分。这代表在手术后，你的背部和脊髓达到一个全新的形状和结构。对大多数脊柱侧弯患者而言，这意味着他们可重拾正常姿势，摆脱畸形。然而，在少数情况下，手术未能如计划般推进，更带来了预料之外的后果。在这样的情况下，并发症可能会在数月甚至数年后出现，所引起的问题甚至比曲线本身更严重和令人更虚弱。

通常在这种情况下，之后有需要重新进行手术。一个多个中心的共同研究显示，在306名手术病人当中，整体的并发症发病率达39%。44%患者被发现有进行修正手术的风险，而26%病人已由于脊柱侧弯手术相关的机械性和神经系统并发症重做手术。实际上，有多种因素可能影响所引起的并发症，如外科技术、年龄、健康、曲线状态等。

让我们了解有关这些长期影响的细节。

1. 慢性背痛

患者在移植物位置感到酸痛和疼痛其实相当常见；然而，当在手术后一段时间，该位置的疼痛感依然持续，甚至可达四至五年，就很值得关注。

这可能是你手术后数月依然感到痛楚，然而，有些个案是患者可能在数年后突然在骨移植的位置出现疼痛。

慢性疼痛可能是最常发生、与脊柱融合相关的长期并发症之一，该疼痛是由一系列与你脊柱侧弯手术相关的因素所造成。我们在以下列出一些可能在手术后数年引起慢性疼痛的原因：

- 由于椎骨融合限制活动范围
- 你脊柱的永久形状和结构改变
- 由棒、螺钉或其他金属植入物所引起的不适
- 融合位置附近的骨胳、神经或组织受到感染或伤害
- 周围组织的炎症
- 椎间盘退化

除上述外，你可能会在无特定的合理原因下，持续长时间感到痛楚和不适。如果这情况发生，谨记向你的医生咨询，以寻找其他需要适当解决的可能原因。

对付慢性疼痛

在大多数情况下，这种由脊柱侧弯手术引起的长期疼痛首先会通过保守治疗方式管理，例如非处方止痛药甚至替代疗法。直到痛楚超出可承受范围，就会使用处方的麻醉药。如果痛楚来自螺钉或其他金属植入物，你的医生可能会考虑以手术移除。

2. 硬件损坏

固定方法的硬件损坏或问题经常在手术后数周、数月甚至数年后反映。两个主要由硬件损坏所产生的问题包括：

→ 身体不接受金属植入物

→ 固定方法所引起的额外问题，如破损、不正确定位和不适合等

继续阅读关于一些特定情况下所展示的硬件/固定方法问题：

→ 椎弓根螺钉可能移位或松脱，破坏了融合的正常过程。有一项分析椎弓根螺钉固定术的并发症研究显示，全部被分析的病人当中有11%在手术后经历螺钉错位或异位

→ 约5%病人预期会经历矫形棒错位，即钩子可能偏离原来位置

→ 在一些病人身上，在开始时放入的矫形棒可能开始在身体的敏感部位摩擦。这可能在手术后一至五年出现，通常需要进行修正手术

由于硬件损坏和工具错位相当危险，专家极力强调脊柱外科医生和放射科医生需要充分了解所使用的不同固定方法类型。这些临床专家同时需要配备专业知识，识别来自硬件损坏的临床和放射摄影学的征兆，以及早为相关并发症进行有效管理。

3. 融合过程中的问题

脊柱融合是一个非常复杂和难以理解的手术工作。并发症的范围可发生在很多阶段，甚至手术后。即使你的手术过程顺利，也有可能融合过程与需要不符。请看看以下常见于指出融合可能没有正确发生的征兆：

→ 背部或颈部的持续慢性疼痛

→ 隐约或急性的背部或颈部痛楚

→ 背/颈部麻木和刺痛，更扩展到四肢，即肩膀、手、手臂、腿、大腿和脚

为何会发生脊柱融合失败？

换而言之，撇除骨移植物和其他程序，有什么原因会导致你的椎骨未能正确融合？看看以下几个原因：

- 身体排斥骨移植物
- 金属植入物及其他硬件出现断裂或故障
- 椎间盘和椎骨周围的压力增加而引起问题
- 严重的术后感染，妨碍融合过程
- 过多的疤痕组织形成
- 过量出血或凝血也会扰乱融合过程

4. 移植物位置疼痛

这只与自体骨移植融合相关，即利用手术从你髋骨位置取出的髂嵴。由于此程序本身是一个小手术，可能由以下原因引致痛楚：

- 手术感染
- 提取过程引起的损伤
- 酸痛或肿胀
- 一般身体不适
- 速度缓慢的疤痕形成

罕见的并发症

除上述外，还存在着一些罕见的长期并发症。然而，由于其会发生在少数患者身上，了解每个并发症的意思和影响也很重要。我们在此说明部分与脊柱侧弯手术相关、最关键的长期但罕见并发症。

5. 神经损坏

在某些情况下，神经或血管会在脊柱侧弯手术中受伤。正如我们在之前所看到，脊柱侧弯手术涉及多层肌肉和神经外露，藉此由前路、后路或结合方法进入脊柱。在这过程中，很有可能伤害到周围的神经和组织。神经损伤也可由神经伸展或擦伤引起，并在稍后时间自我复原。，

此外，当仪器和骨移植物被放置以进行脊柱融合，外科医生可能意外施加额外压力到脊柱，并在之后形成各种症状，如以下所列：

- 膀胱及/或肠道功能减弱
- 单或双腿的部分或完全无力、麻木和刺痛

- 足下垂

- 勃起功能障碍

为及早预防和检测这些疾病，你的医生会使用一系列的术中测试(如Stagnara唤醒测试)，以确保你的神经功能在最佳状态。

6. 凝血

作为手术的相关影响，你的腿可能会出现血凝块。在相当多的情况下，血凝块由脊柱松脱，而且，如果它们在松脱后打破并进入肺部，会对患者非常危险。如果你已进行脊柱侧弯手术，谨记留意以下出现血凝块的警示：

- 脚踝、小腿和脚部肿胀
- 在到达或超越膝盖的位置出现过分发红和触痛
- 小腿剧烈疼痛

你的医生会让你使用血液稀释剂或其他特别工具，如压力袜，预防这些凝块入侵你的身体。

重要资讯

倘若血凝块打破并进入你的肺部，你将会突然感到强烈胸痛，并会出现咳嗽和气短。如果不即时治疗，可威胁生命。

---

7. 假关节

假关节在医学上被定义为一种由若干原因造成骨胳未能正常融合的情况。放入骨移植物后，将会使用固定方法以维持脊柱排列，让其发生融合。然而，在假关节个案里，这些正常过程受到破坏。

假关节发病率约在5至10%，而且很常发生在吸烟者身上，其可导致不适甚至部分矫正流失。在大多数情况下，由于特定部位的融合不成功，需要额外手术以加入更多移植物质。

8. 抑制生长

我们都知道，脊柱侧弯手术需要融合两个或以上的椎骨并改变你脊柱原来的结构。虽然融合过程对成人甚或青少年影响不大，但在有些情况下，可能会妨碍小孩的自然生长模式。由于小孩的生长位置在身体各部位，适当的脊柱成长极为重要，更会影小孩的骨胳结构和器官功能。

因此，发育迟缓一直是进行脊柱侧弯手术的小孩所面对最主要的长期并发症。

9. 增加畸形

虽然脊柱侧弯手术目的治疗你的脊柱畸形，但在某些情况下，结果可能相反。两种可能发生的畸形类型：

- 增加躯干畸形：在手术程序进行时施加力量以挺直背部而引致肋骨隆起出现恶化。由于胸腔可能受到永久影响，你的外表可能会遭受重大改变。
- 平背：为减少中背的横向曲线而导致矢状面畸形加重，令你的背部失去正常曲线。这是可能由手术引起的姿势紊乱，可导致姿势异常，最明显是腰椎前弯。

10. 其他

其他一些长期、罕见的并发症包括：

- 尿路感染

- 胆石
- 肠梗阻
- 胰腺炎

真实的脊柱侧弯故事：脊柱侧弯、芭蕾舞与螺钉

脊柱侧弯往往攻其无备，中断患者所有目标与计划。

作为经过刻苦练习并渴望成为芭蕾舞者的人，被诊断出患上脊柱侧弯，实在是一个沉重打击。Samantha(化名)在刚10几岁时知道她有脊柱弯曲情况，更需要即时配戴支架，而且一直戴了两年。然而，支架对她起不了作用。到大学二年级时，她的曲线顶部进展至达52度，而底部则为45度。就在那时候，她进行了第一次脊柱融合，由T4到L3。

不幸的是，在她手术后几个月所进行的检查显示，她脊柱顶部的钩开始离开原位，不久后已需要进行另一次脊柱融合手术。而在手术后仅两周，又再发现上层的钩又开始移位，接着又是第三次手术。在最后一次手术中，用以固定上脊柱的工具被移除，只留下较下面的钩。然而，所有方法也无效，她的情况在接下来几年继续恶化。

幸好，Samantha遇到一位外科医生，在第四次手术中使用后路方法并配以椎弓根螺钉作固定方法，成功治好她的曲线。

第二十章

手术 —— 你50个最重要的常见问题

作为本书整个过程的一部分，我们已为你介绍了脊柱侧弯手术的所有重要方面。由决定进行手术至说明整个手术程序，本部分顾及每个方面。在这部分的最后章节，是时候回答你对脊柱侧弯手术的所有问题。

为方便阅读，我们将这些问题分为三个简单易名的种类，让你知道在哪里寻找你问题的答案。例如，如果想知道需要作出的具体生活改变，只需到第三部分，这部分主要回答手术后最常见的问题。

请仔细阅读这50个以精心打造的问题和详尽答案与解说。虽然问题和疑问永无止境，我们会尝试回答任何潜在的手术病人可能有的全部问题。

A) 你在决策前的考虑

如果你的医生稍有建议你或你的小孩进行脊柱侧弯手术，那么，请阅读这部分。当你要决定手术的利益与风险时，你可在这里寻找最关键问题的答案。以下问题引领你完成整个决策程序。

Q1. 真的需要手术吗？

这可能是脊柱侧弯患者第一个也是最常见的问题。脊柱侧弯手术存在高度侵入性和潜在的并发症，通常给人很可怕的印象。因此，患者在理论上会希望在选择手术前，了解一切可行选择。

虽然每个患者都有不同病历和对其曲线的顾虑，有一些因素是指出有需要进行手术。如果你经历到以下任何情况，通常需要进行脊柱侧弯手术矫正：

→ 如果你的曲线以Cobb方法测量超过45或50度(见下框)及你的骨胳已经成熟，即已没有重要的骨胳生长。尤其如果小孩和青少年骨骼尚未成熟，最好要先再等待一下

→ 如果你曲线进展有主要范围(根据你的年龄、严重程度和曲线位置)，那你应该接受手术治疗

→ 如果你的日常生活面对极大障碍和限制

→ 如果你的曲线令你看来驼背，令你有严重外观问题

什么是Cobb方法？

Cobb方法是全世界遵循的标准化程序，通过X光片识别曲线，在发现曲线部分的椎骨底部画上直线和直角线，测量脊柱侧弯曲程度。

你可参阅第六章了解更多关于Cobb方法。

Q2. 手术是否很痛？

在手术期间，由于你会受麻醉效果影响，所以你在手术室绝不会感到痛楚。当手术完成后，你可能会感到剧烈痛楚，而这会逐渐消退。有些患者会感到全身不适以及麻木和刺痛，而另一些可能会感到骨移入物位置剧烈疼痛。如果你较年轻和所进行的手术并不复杂，疼痛感将会较少。

然而，你必须先要在心理上为初期术中注射和测试作好准备。总体而言，你的疼痛程度在手术前后均会由你见的麻醉师和疼痛管理专科医生控制与管理。

Q3. 脊柱侧弯手术费用是多少？

你脊柱侧弯手术的总费用视乎多项因素，包括：

→ 你的曲线严重程度和所使用技术

→ 你的手术所使用的固定方法

→ 你所处位置，因为不同国家和地区的费用有别

→ 你的保险提供商对手术的覆盖范围

→ 并发症或你手术后的额外住院

→ 你选择的医生和医院

虽然实际费用可能有所不同，脊柱侧弯手术普遍被认为是昂贵的程序，每次手术由75,000至300,000美元不等。

Q4. 我的曲线会否完全消失？

这取决于你脊柱的目前状态以及其在手术前的灵活性。你的脊柱拉直程度根据很多因素，如年龄、曲线严重程度和整体健康状态等。例如，研究显示对于青少年，多达50%的曲线可被拉直，但在较年长的患者身上则可能不会出现。换句话说，曲线改善程度因人而异，最好由你的医生为你进行预测。

Q5. 我或我的小孩会否遭受任何永久残障？

在临床上，严重并发症发病率不是很高。然而，如果正考虑让你的小孩进行手术，有轻微机会可能会妨碍她正常的生长，也被称为抑制生长。在部分成人身上，被融合的椎骨可能使弯曲和扭动有点困难，甚至是变得不可能。手术后一般没有其他重要障碍，除非在过程发生如第十九章所谈及的严重和不可预见的并发症。

Q6. 脊柱侧弯手术会否影响我健康怀孕的机会？

脊柱侧弯与怀孕和养育子女有一定关联，这是由于怀孕和养育子女均会增加脊柱压力，可能影响脊柱曲度进展。

如果你有主曲线，以及正考虑进行手术和生育，最好不要将两者同一时间进行。虽然做过脊柱侧弯手术的女性通常也同样可成功怀孕，但听取你专家的建议，掌握手术、受孕和怀孕的时间也很重要。

必读！

如果你被诊断出患有脊柱侧弯，目前正怀孕或计划受孕，很值得参考刘子杰医生的著作《脊柱侧弯与健康怀孕必备指南》，作为按月的全面指导，让你知道如何照顾你的脊柱和宝宝。

Q7. 我应该在什么时候为我的小孩决定进行手术？曲线会自己消失吗？

这主要取决于你小孩的年龄和曲线严重程度。如果你的小孩仍很年轻(4至11岁)，并有可能有更大的的身体成长，最好就是先等待，因为手术可能会令他的成长受影响，而且曲线很有机会再重现。你可在第七章阅读更多关于这个现象(Risser-Ferguson评级)。

不过，你不应预期曲线会自己消失。即使最小的曲线，在年幼时检测和管理效果大有不同，可影响脊柱侧弯患者的一生。

Q8. 是否有任何新的微创手术可以让我考虑？

脊柱侧弯的原来设计是很具侵入性而且有很高的并发症风险，因此很自然令患者感到害怕，并希望寻找到较少侵入性的选择。如果你想探索更多微创选择，可跟你的医生讨论以下技术：

→ 椎体U形钉

→ 垂直可扩张假体钛肋骨

→ 电视胸腔镜技术

→ 内窥镜方法

→ 胸廓成形术

你可在第十五章阅读每个技术和它们的性质如何较少侵入性。总体而言，通过脊柱融合、传统手术或以上微创方法的矫正手术，被视为唯一的曲线矫正长远方法。

然而，建议你在选择进行手术之前，先使用非侵入性疗法，如饮食和运动，矫正曲线。请参阅刘子杰医生的《脊柱侧弯自然预防和治疗计划 》一书，你可以找到你想知道的非侵入性脊柱侧弯治疗方法。

Q9. 我如何可以为自己/我的小孩做好心理准备？

第一步是取得最多的资料，教育自己或你的小孩有关手术的所有方面，告诉她将会进行的测试。如果她年龄已足够明白情况，你可简单解释手术过程。然而，手术后方面的资料最为重要，因此你需要细心讲解，告诉你的小孩手术后会出现的最重要分别，包括她的外表、生活方式，以及她的日常活动将会被影响最少几个月。.

Q10. 保险是否覆盖脊柱侧弯手术？

在大部分情况正确。因为脊柱侧弯手术是相当普遍的手术，因此大部分美国的保险提供商包括这项手术，而在英国则包括在英国国民健康保险制度之内。整体来说，在美国，你的保险覆盖金额和范围主要由你的具体保险单而定。

Q11. 我会被要求进行大量测试吗？

术前测试和检查目的帮助你的医生依据你的身体健康决定适合你的手术。这些测试对于检测患者任何重要失调或疾病也同样重要。请参阅第十三章了解更多有关测试和检查。对你最有利的是与医疗团队全面合作，正确进行所有需要的诊断措施。部分最重要的测试包括：

→ 身体筛查

→ X光片

→ 肺功能测试

→ 核磁共振成像与脊髓造影

→ 心动电流图

→ 脑动电流图

→ 血液测试

→ 尿液测试

Q12. 如何选择合适的外科医生和医院？

你选择的医生和医院对你的手术成功率有相当影响。我们在第十二章已列出很多你可考虑的因素，以下为当中部分：

医院方面

→ 实际接近度或与你家距离
→ 基建和其他提供设施
→ 整体声誉
→ 你的保险单范围

外科医生方面

→ 学历/专业资格
→ 证书和执照
→ 过去的经验，特别是在你的案件类型相关的经验
→ 成功/失败率
→ 以前的病人参考
→ 你的保险单范围

有些患者因为他们偏好的医生不在附近医院工作而出现问题。在这种情况下，你可与你的医生和医院进行讨论，试图找出可行方法。

B) 手术期间

Q13. 医生提及很多有关脊柱融合，到底是什么？

脊柱融合主要是一个沿着曲线，将你两个或以上椎骨连接或"融合"在一起，从而挺直你的曲线。在这过程中会在椎骨之间放入骨移植物，并使用工具(如棒、螺钉和板)，将移植物质固定直到其与骨胳融合。

Q14. 手术使用的"工具"有什么？

"工具"是在你手术中使用的硬件总称。所有用作拉直脊柱和将你的骨移植物固定的棒、螺钉、钩和板，被称为工具或固定方法。

Q15. 内窥镜和开放手术是同一回事吗？

不是。开放手术包括一个或几个大切口，而内窥镜手术则包括一些小切口。由内窥镜引路，插入细小的手术工具和进行脊柱融合。(内窥镜是一个包括细长管的装置，包含一盏灯和摄影机，让外科医生通过小切口检视手术位置。)

Q16. 手术需时多久？

手术所需时间视乎你的曲线严重性和你医生所使用的方法而定。平均而言，一般脊柱侧弯手术需时三至八小时不等。

Q17. 请告诉我脊柱侧弯手术的不同技术类型。

广泛来说，你和你的医生可选择的脊柱侧弯技术类型主要有四种，包括：

→ 后路方法：由你的背部进入脊柱

→ 前路方法：由你的前方(即胸壁)进入脊柱

→ 结合方法：同时使用以上两种方法，在前方进入脊柱，在后路进行融合

→ 微创方法：如内窥镜方法(包括几个小切口)、胸廓成形术和椎体U形钉等

Q18. 哪种方法较好？

一位具经验的外科医生和适当的医疗分析使以上所提及的技术同样有效。每个程序均有其好处和风险。此外，有特殊的曲线类型可能对某特定的技术反应较好。例如，前路方法通常被用于胸腰椎(T12至L1)的曲线。你的医生将是决定适合你的手术技巧的适当人选。

Q19. 在手术期间，我会有意识吗？

当你进入手术室后，你将会被施用麻醉药，并会在整个过程完成后才恢复知觉，因此，不会在手术进行时醒来并看到任何发生的事。

Q20. 切口有多长？

切口长度取决于两种因素，包括所使用的技术类型和需要融合的椎骨数量。例如，平均而言，一个典型的后路方法将包括一条6至12英寸、由你中背开始的切口。

Q21. 为何/何时需要放入引流管？

引流管基本上是一条在手术完成并闭合切口后放入伤口的管，用以排出手术位置的流体，以避免切口受到任何损伤或感染。

Q22. 术中会出现重大差错吗?

会。虽然罕见,但手术中有可能发生严重并发症,包括

→ 严重呼吸问题

→ 心脏问题

→ 过量出血

→ 神经受损

→ 感染

→ 凝血

→ 死亡

Q23. 我可以看到使用的工具吗?

如果你有兴趣,你的医生在手术前可以向你展示工具,令你熟知它们如何配合你的身体。如果你有足够了解,你甚至可以要求你的医生在手术前的会面时向你展示这些工具。

Q24. 如何取得骨移植物?该位置会否长时间出现疼痛?

你的医生有三个取得骨移植物的选择,包括:

→ 自体骨移植物:在手术中从你髋骨位置的髂嵴取得

→ 异基因骨移植物:你的医生会在手术前从骨库取得骨移植物质

→ 人造骨移植物:包括使用市面上多种合成人造骨移植物料

如果你的医生选择从你的髂嵴抽取骨移植物,这方法一般不会引起任何重大并发症或过度痛楚。

Q25. 我会大量出血吗？

由于手术的侵入特性，手术中很自然出现一些血液流失。因此，病人需要输血的情况也很普遍。除非你流失大量血液，否则不太可能会引起任何重大的并发症。

C) 你对手术后的顾虑

Q26. 手术后，我的即时感觉会如何？

虽然你仍受止痛药物影响，但也可能感到严重酸痛。你可能感到进行骨移植的位置出现痛楚。由于你仍在麻醉中，可能会感到药物反应。此外，所有管和导管等工具可能令你感到不安。因此，你需要预先为自己作好心理准备。

Q27. 我何时才走路？

如果你的手术一切顺利，医院的工作人员可在手术后第二或第三天协助你使用手杖走一点路，并在不影响你背部的情况下，逐步鼓励你走更大距离(如医院的走廊)。此外，你可能在手术后被吩咐使用助行器四至六周。物理治疗师会在医院为你进行治疗、帮助你使用适当的辅助装置(如手杖或助行器)，并教导你如何正确转换姿势和离床活动，以确保你的背部安全和受到保护。他们也需确保你在离院回家前可进行必须活动。

Q28. 我手术后最快何时可以吃喝？

大部分患者最快可在手术后四至五小时小口品尝液体。你的医生将根据你的健康，逐步增加你的摄入量和频率。

Q29. 我手术后最快何时可以洗澡？

最少的规定时间为72小时，此前你将不被允许洗澡，以及你只可用海绵进行清洁。然而，如果你的伤口需要较长时间愈合，规定时间可以更长。你永远不应该在任何情况弄湿新伤口。

Q30. 我需要移除缝线吗？

现在大部分外科医生只采用皮下可溶性缝合。然而，你在手术后约十天，必需进行缝线检查，以确定是否有任何感染或重复敷料。

Q31. 平均康复时间表为何？

虽然天数和周数因病人而异，最常见的康复时间表如下：

- → 住院 —— 约三至五天
- → 能自己进行日常活动 —— 约七至十天
- → 上学 —— 约四至六周
- → 开车 —— 约二至四周
- → 提重物限制 —— 约六个月
- → 完全康复 —— 约八至十二个月

Q32. 我何时才能回到正常生活？

整个融合过程至少需要六个月时间，意味着你的身体最少需要这个时间恢复正常和复原。你需要慢慢地进行身体活动并相应改变你的习惯。比如你的医生会限制首数个月可提的物件重量等。

Q33. 回家后,我可以有多独立行事?

你需要一个主要为你提供协助的人士。由走动和煮食,到抬起甚至改变你在床上的位置,你将需要很多帮助。即使你喜欢自己完成不同工作,你不能拉伤手术后的背部,因此,你需要最少一名家庭成员、朋友或专业护士从旁协助。在理想情况,专家会建议手术后有人陪伴着你最少三至四周。

此外,如果你很年轻、健康、精力充沛,特别是如果你在手术前已很活跃,你可能很快就会恢复过来而且可独立行事。

Q34. 我以后可以轻易拿起和抬起物件吗 ?

你应该可在一些限制和小心的情况下,轻松从地上提起物件。然而,因为你现在有拉直的脊柱,你需学会在提起物件时弯曲膝盖和下蹲。

Q35. 我会否长高?

很有可能。因为你的脊柱变直,你的身高很可能会增加最少3/8至3/4英寸。

Q36. 我是否需要进行任何锻炼以帮助手术后复原?

当你的健康适合进行运动,你的医生将会转介你到一位理疗医师,他会指定你每日进行一个特定系列的练习,加速你的康复时间。最常被建议的术后锻炼包括:

→ 背部加强训练

→ 核心加强训练

→ 定期散步

→ 呼吸锻炼,加强你的肺功能

你的理疗医师将根据你的年龄和健康状态处方特定的一套练习。

Q37. 我的肩膀/胸部不平坦会否完全消失？

首先，手术将乳房下方因脊柱侧弯而突出的肋骨减少。虽然外观预期会有重要变化，但不平坦依然可能存在。

Q38. 我的生活方式是否需要进行重大变更？

没错，当然需要。事实上，对这阶段的准备是早于你进行手术之前。首先，你需要改变你房子物件的摆放位置。你需要把所需物件放到可触及的高度，让你无需屈身太低或把手拉太高以拿取物件。你可能需要改变你的电器开关，并在床边放一个容易触及的开关。你需要为煮食和驾驶等进行其他安排。总之，你要看看你的日常生活需要预先准备的地方，让你手术后更舒适。例如，你可能发现你手术后需要一张有适当的椅背和扶手的椅子，为你提供全面承托。

Q39. 我在手术后是否需要更换床垫？

不一定。你需要的是一张坚硬的床垫为你提供充足支撑，尤其在手术后首三至四周。

Q40. 手术后，我的饮食是否需要任何重大改变？

是的。你将需要作出几个重要改变，包括：

→ 少食多餐

→ 你的进食菜单保持清淡、不辣和低热量

→ 完全戒绝酒精和香烟

→ 进食帮助复原的食物

Q41. 曲线会再出现吗？

除非你很年长，否则在大部分情况，融合是永久性的，而曲线再次出现的机会并不太高。然而，轻微的驼背或不平坦依然会存在。

Q42. 我背部内的硬件会否很明显？

这情况非常罕见。研究显示，插入你背部的硬件以肉眼几乎永远不会看到，除非你是非常瘦或薄。

Q43. 留在体内的工具未来会否损害我的身体？

大部分情况下不会发生。矫形棒和其他工具经过科学设计，可留在人体内以提供适当支撑。然而，在有些情况下，这些矫形棒可能会在一段时间后引起不适和疼痛，而一般可通过止痛药缓解。不过，也有一些严重个案，病人可能需要额外手术以移除这些棒或其他工具。

Q44. 疤痕会存在很久吗？是否很丑？

通常，脊柱侧弯手术的切口位置是被衣服包裹的范围。除非你会进行美容矫正手术，否则疤痕将永久存在。如果你是勇于尝试类型人士，你可在疤痕位置附近进行美容添加。不过，谨记要寻求你医生的意见，以确保不会对你疤痕和伤口带来负面影响。

Q45. 什么是曲轴现象？

曲轴现像是与使用哈氏程序相关的并发症，在骨胳系统未成熟的较年幼小孩身上尤其常见。完成脊柱融合后，已融合脊柱的前面部分继续生长；而由于已融合脊柱不能再成长，所以最后会引致扭曲和发展出另一个曲度。

Q46. 什么是平背综合症？

另一个与使用哈氏程序相关的并发症。在这情况下，病人的背部失去正常的内弯曲线(脊柱前弯症)。数年后，椎间盘可能也会在融合点以下退化，令患者难以站直，并会引起大量痛楚。

Q47. 什么是唤醒测试？为何需要进行？

Stagnara唤醒测试是众多术中测试之一，以检测手术中任何可能的神经损害。

Q48. 手术后我需要使用多少药物？

这是一个考虑点，尤其对某些药物有过敏的病人。手术后，你会立即被加入重剂量的病人自控镇静术(即根据痛楚控制药物用量)。此外，你可能需要在相当长时间使用疼痛管理药物和抗感染药物。因此，你需要预先跟你的医生沟通任何这些因素。

Q49. 我回家后会感到虚弱吗？

这视乎你如何照顾自己。在手术后的相当时间，你肯定会感到虚弱和易受攻击；然而，如果你在手术前已遵循健康和活跃的生活方式，你大概很快就可重拾力量。

Q50. 何时需要进行修正手术？

修正手术相当罕见，而在以下一个或多个情况下，可能需要进行修正：

→ 重现主要曲线

→ 矫形棒/其他工具导致的严重不适或疼痛

→ 如果需要进行脊柱调整

→ 如果你的医生使用任何已过时技术，如哈氏固定方法

→ 如果发生任何影响融合过程的重大意外或创伤

→ 如果出现硬件故障或假关节

真实的脊柱侧弯故事：持续的痛…

脊柱侧弯的效果因人而异，每个人的经历也有所不同。

Claudia在11岁时被诊断患有25度脊柱侧弯，并立即被要求配戴支架，以停止曲线进展。由于她尚在成长阶段，作为一个少女，她对自己与别不同的外表感到不自在和尴尬。

而且很不幸地，尽管已带上支架，在她12岁那年，曲线已进展到59度。在这阶段，她进行了一次手术，使用髋部骨移植物融合脊柱上方的三分一。当她19岁时，Claudia需要进行另一手术以移除导致不适的螺钉和硬件。

然而，在手术后，即使尝试过一系列的疼痛控制方法，Claudia 的背痛持续，更严重失去日常的效率。

结束语

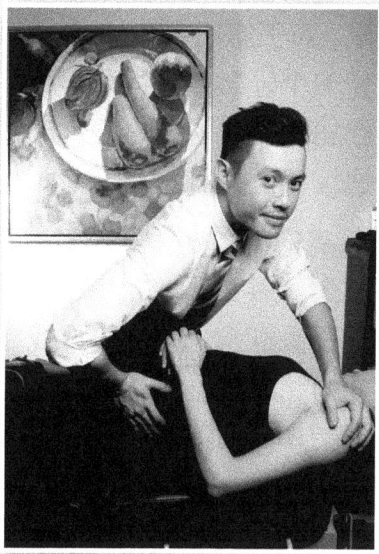

医学界常常令人觉得困惑。普罗大众一般认为所有术语非常含糊,无法在没有协助的情况下理解当中的意思。

这世界的微生物有数以百万计,要保持无疾病发生,几乎是不可能。不过,值得注意的是,患病不等于不健康。即使最健康的人都可能受到对生命有威胁的疾病折磨。要对付这一切疾病带来的影响,就需要健康的生活方式、强健的免疫系统以及最重要的是,积极的态度。

身体健康是我们可以有意识地长时间保持的状态。这样的健康身心是由几个重要的原则支配,包括均衡饮食、定期运动、远离压力、保持积极,以及最重要是一个强大的免疫系统。

当我们的身体和精神均在最佳状态,我们已准备充足,抵抗疾病和畸形,例如脊柱侧弯。基本上,脊柱侧弯是一种令您原来的脊柱结构失衡的疾病,需要一系列步骤,由诊断和分析到精心研究恢复身体原有平衡的治疗方案。在这寻找治疗的旅途上,您需要重新教育自己,作出最明智抉择。《脊柱侧弯自然预防和治疗计划》一书可作为您尝试以自然方法治疗脊柱侧弯的公正向导。

药物、手术和疗法都是您在脊柱侧弯的治疗路上,必不可少的伴侣。然而,有些人可能只采取保守、非侵入性方法,而另一些情况严重的患者,可能会选择进行手术。

谨记与您的医生讨论与手术相关的所有可能并发症以作好心理准备,并获取所有有关使用的手术、过程和设备的重要资讯。对于您所有知道的,您可与您的医生共同决定到底是要忍受一个轻微曲线还是要面对手术相关的危险会比较好。如果您已届高龄或曾受令身体非常虚弱的疾病困扰,一般情况下会被建议与轻微曲线为伍。

请记得,您的健康是真的掌握在您的手中。进行研究、与专家沟通并确保您为您的曲线进行最好的治疗与管理。同时需要正确饮食、运动和寻找支援。如果您选择进行手术,您将需要为您的房子和工作间进行所有可能的变更,以及获取足够支持。找几个家庭成员或朋友,可以在医院及最重要是当您回家后,照顾您的需要。即使您只是想坐在椅子上,也需要有人在旁为您准备。

读完本书后,请您将任何建议或反馈发送到scoliosis.feedback@gmail.com。同时欢迎您通过以下书籍,取得丰富资料:

- 《脊柱侧弯自然预防和治疗计划》
- 《脊柱侧弯自然治疗日记》
- 《脊柱侧弯与健康怀孕必备指南》

此外，《预防和矫正脊柱侧弯的体操练习》DVD是很有帮助的视听辅助，而以下的应用程序则适合现今爱好科技的新世代：

- ScolioTrack(脊柱侧弯跟踪) 适用于iPhone和Android
- Scoliometer(脊柱测量仪) 适用于iPhone和Android
- Scoliometer升级版适用于iPad

欲了解更多以上的相关资讯，欢迎登录 www.HIYH.info。

我很乐意听到您的建议，使我的工作更有价值。现在就行动。掌握您自己的生命，向更健康的生活进发！

刘子杰医生
Dr. Kevin Lau D.C.

参考文献

1. Coventry MB. Anatomy of the intervertebral disk. Clin Orthop 67:9-15, 1969.

2. Jinkins JR: MRI of enhancing nerve roots in the unoperated lumbosacral spine. AJNR 14:193-202, 1993.

3. Langenskio¨ld A, Michelsson JE. "Experimental progressive scoliosis in the rabbit," J Bone Joint Surg [Br] 1969;43:116–20.

4. Yamada K, Ikata I, Yamamoto H, et al. "Equilibrium function in scoliosis and active plaster jacket for the treatment.," Tokushima J Exp Med 1969;16:1–7.

5. Yamada K, Yamamoto H, Nakagawa Y, et al. "Etiology of idiopathic scoliosis," Clin Orthop 1984;184:50–7.

6. Piggott, H.: "The natural history of scoliosis in myelodysplasia," J. Bone Jt Surg. 62: 54-58 (1980).

7. Kinetic Imbalance due to Suboccipital Strain Newborns. The Journal of Manual Medicine

8. Ikuyo Kou, Yohei Takahashi, Todd A Johnson, Atsushi Takahashi, Long Guo, Jin Dai, Xusheng Qiu, Swarkar Sharma, Aki Takimoto, Yoji Ogura, Hua Jiang, Huang Yan, Katsuki Kono, Noriaki Kawakami, Koki Uno, Manabu Ito, Shohei Minami, Haruhisa Yanagida, Hiroshi Taneichi, Naoya Hosono, Taichi Tsuji, Teppei Suzuki, Hideki Sudo, Toshiaki Kotani, Ikuho Yonezawa, Douglas Londono, Derek Gordon, John A. Herring, Kota Watanabe, Kazuhiro Chiba, Naoyuki Kamatani, Qing Jiang, Yuji Hiraki, Michiaki Kubo, Yoshiaki Toyama, Tatsuhiko Tsunoda, Carol A. Wise, Yong Qiu, Chisa Shukunami, Morio Matsumoto, and Shiro Ikegawa.

9. "Genetic variants in GPR126 are associated with adolescent idiopathic scoliosis"

10. Nature Genetics (2013)

11. Wynne–Davies R. "Familial (idiopathic) scoliosis. A family survey," J Bone Joint Surg [Br] 1968;50:24–30.

12. Cowell HR, Hall JN, MacEwen GD. "Genetic aspects of idiopathic scoliosis," Clin Orthop 1972;86:121–31.

13. Scoliosis & Epigenetics, Written by Dr. A. Joshua Woggon, Copyright 2012.

14. New York Times - http://health.nytimes.com/health/guides/disease/scoliosis/causes.html

15. Scoliosis as a Neurologic Condition: 4 Points on Two New Genes Making the Connection. Becker' s Orthopedic, Spine and Pain Management Review. © Copyright ASC COMMUNICATIONS 2011.

16. Machida M, Dubousset J, Imamura Y, et al. "An experimental study in chickens for the pathogenesis of idiopathic scoliosis," Spine 1993;18:1609–15.

17. Scoliosis Associated With Typical Mayer-Rokitansky-Küster-Hauser Syndrome. Keri Fisher, PA-S, Richard H. Esham, MD, Ian Thorneycroft, PhD, MD, Departments of Physicians Assistant Studies, Medicine, and Obstetrics and GynecologyUniversity of South Alabama, Mobile. Posted: 02/01/2000; South Med J. 2000;93(2) © 2000 Lippincott Williams & Wilkins.

18. Arai S, Ohtsuka Y, Moriya H, et al. "Scoliosis associated with syringomyelia," Spine 1993; 18: 1591-2.

19. Emery E, Redondo A, Rey A. "Syringomyelia and Arnord Chiari in scoliosis initially classified as idiopathic: Experience with 25 patients," Eur Spine J 1997; 6: 158-62.

20. Harrenstein RJ. Die Skoliose bei, Sauglingen und ihre Behandlung. Z Orthop Chir 1 930;52:1.

21. Lloyd-Roberts GC, Pilcher MF. "Structural idiopathic scoliosis in infancy,". J Bone Joint Surg [Br] 1965;47-B:520-23.

22. Juvenile Idiopathic Scoliosis. Curve Patterns and Prognosis in One Hundred and Nine Patients. C. M. ROBINSON, B.MED. SCI., F.R.C.S.†; M. J. MCMASTER, M.D., F.R.C.S.†, EDINBURGH, SCOTLAND. The Journal of Bone & Joint Surgery.1996; 78:1140-8. Copyright © The Journal of Bone and Joint Surgery, Inc.

23. Cobb JR: Outline for the study of scoliosis. Instructional course lectures. American Academy of Orthopedic Surgeons 5:261–275, 1948

24. Pritchett JW, Bortel DT: "Degenerative symptomatic lumbar scoliosis," Spine 18:700–703, 1993

25. O' Brien MF, Newman, PO, "Nonsurgical Treatment of Idiopathic Scoliosis," Surgery of the Pediatric Spine, ed. Daniel H. Kim et al. (Thieme Medical Publishers, 2008), 580. books.google.com.

26. Good CR, "The Genetic Basis of Idiopathic Scoliosis," Journal of the Spinal Research Foundation, 2009:4:1:13-5, www.spinemd.com.

27. Pearsall, D.J., Reid, J.G., and D.M. Hedden. (1992). "Comparison of three noninvasive methods for measuring scoliosis," Physical Therapy 72(9):648-657.

28. Wong, H., Hui, J.H.P., Rajan, U., and H. Chia. (2005). "Idiopathic scoliosis in Singapore schoolchildren," SPINE 30(10):1188-1196.

29. Yawn, B.P., Yawn, R.A., Hodge, D., Kurland, M., Shaughnessy, W.J., Ilstrup, D., and S.J. Jacobsen. (1999). "A population-based study of school scoliosis screening," JAMA 282(15):1427-1432.

30. Screening for adolescent idiopathic scoliosis. Policy statement. US Preventive Services Task Force. JAMA. 1993;269:2664–6.

31. Yawn BP, Yawn RA, Hodge D, Kurland M, Shaughnessy WJ, Ilstrup D, et al. "A population based study of school scoliosis screening," JAMA. 1999;282:1427–32.

32. Karachalios T, Sofianos J, Roidis N, Sapkas G, Korres D, Nikolopoulos K. "Ten-year follow-up evaluation of a school screening program for scoliosis," Is the forward-bending test an accurate diagnostic criterion for the screening of scoliosis? Spine. 1999;24:2318–24.

33. Screening for adolescent idiopathic scoliosis. Policy statement. US Preventive Services Task Force. JAMA. 1993;269:2664–6.

34. Hagan, J.F., Shaw, J.S., and P.M. Duncan, eds. 2008. Bright Futures: Guidelines for Health

35. Bunnell, W.P. (2005). Selective screening for scoliosis. Clinical Orthopaedics and Related Research 434:40-45.

36. Negrini S, Minozzi S, Bettany-Saltikov J, et al. "Braces for idiopathic scoliosis in adolescents," Spine (Phila Pa 1976). 2010;35(13):1285-1293. 10.1097/BRS.0b013e3181dc48f4.

37. Karachalios, T., Sofianos, J., Roidis, N., Sapkas, G., Korres, D., and K. Nikolopoulos.

38. (1999). "Ten-year follow-up evaluation of a school screening program for scoliosis," SPINE 24(22):2318-2324.

39. Karachalios, T., Sofianos, J., Roidis, N., Sapkas, G., Korres, D., and K. Nikolopoulos. (1999). "Ten-year follow-up evaluation of a school screening program for scoliosis. SPINE 24(22):2318-2324.

40. An evaluation of the Adams forward bend test and the scoliometer in a scoliosis school screening setting. Grossman TW, Mazur JM, Cummings RJ. Department of Orthopaedics, Naval Hospital, Great Lakes, Illinois, USA. J Pediatr Orthop. 1995 Jul-Aug;15(4):535-8.

41. Amendt, L.E., Ause-Ellias, K.L., Eybers, J.L., Tadsworth, C.T., Nielsen, D.H., and S.L. Weinstein. (1990). "Validity and reliability testing of the scoliometer," Physical Therapy 70(2):108-117.

42. Spine: Affiliated Society Meeting Abstracts: 23–26 September 2009 - Volume 10 - Issue - p 204 Electronic Poster Abstracts. What Does a Scoliometer Really Measure?: E-Poster #73. Cahill, Patrick J. MD (Shriners' Hospital for Children); Ranade, Ashish MD; Samdani, Amer MD; Asghar, Jahangir MD; Antonacci, Darryl M. MD; Clements, David H. MD; MD; Betz, Randal R. MD. © 2009 Lippincott Williams & Wilkins, Inc.

43. Bunnell, W.P. (1984). "An objective criterion for scoliosis screening," J. Bone & Joint Surgery 66(9):1381-1387.

44. Reamy BV, Slakey JB. "Adolescent idiopathic scoliosis: review and current concepts," Am Fam Physician. 2001;64(1):111-116.

45. Lenssinck ML, Frijlink AC, Berger MY, Bierman-Zeinstra SM, Verkerk K, Verhagen AP. "Effect of bracing and other conservative interventions in the treatment of idiopathic scoliosis in adolescents: a systematic review of clinical trials," Phys Ther. 2005;85(12):1329-1339.

46. June 13, 2010: Interview with Dr. Alain Moreau, creator of Scoliosis blood test (http://www.scoliosis.org/forum/showthread.php?10705-Interview-with-Dr.-Alain-Moreau-creator-of-Scoliosis-blood-test)

47. Kane WJ. "Scoliosis prevalence: a call for a statement of terms," Clin Orthop. 1997;126:43–6.

48. Scoliosis Surgery, The Definitive Pateint' s Reference. David K. Wolpen

49. Shea KG, Stevens PM, Nelson M, Smith JT, Masters KS, Yandow S. "A comparison of manual versus computer-assisted radiographic measurement: Intraobserver measurement variability for Cobb angles," Spine. 1998; 23:551-555.

50. Variability in Cobb angle measurements in children with congenital scoliosis, RT Loder; A Urquhart; H Steen; G Graziano; RN Hensinger; A Schlesinger; MA Schork; and Y Shyr. 1995 British Editorial Society of Bone and Joint Surgery

51. Chen YL. Vertebral centroid measurement of lumbar lordosis compared with the Cobb technique. Spine, Sept. 1, 1999:24(17), pp1786-1790.

52. J Bone Joint Surg Am. 1984 Sep;66(7):1061-71.The prediction of curve progression in untreated idiopathic scoliosis during growth. Lonstein JE, Carlson JM.

53. Cobb, J.R.: Outlines for the study of scoliosis measurements from spinal roentgenograms. Physical Therapy, 59: 764–765, 1948.

54. Table Peterson, Nachemson JBJS 1995; 77A:823-7

55. Spine (Phila Pa 1976). 2009 Apr 1;34(7):697-700. Curve progression in idiopathic scoliosis: follow-up study to skeletal maturity.

56. The pathogenesis of adolescent idiopathic scoliosis. A systematic review of the literature Kouwenhoven JWM Castelein RM.

57. Bull Acad Natl Med. 1999;183(4):757-67; discussion 767-8. [Idiopathic scoliosis: evaluation of the results]

58. Several factors may predict scoliosis progression Wu H. Eur Spine J. doi:10.1007/s00586-010-1512-9.

59. Assessment of curve progression in idiopathic scoliosis. Soucacos PN, Zacharis K, Gelalis J, Soultanis K, Kalos N, Beris A, Xenakis T, Johnson EO. Source: Department of Orthopedic Surgery, University of Ioannina, School of Medicine, Greece. Eur Spine J. 1998;7(4):270-7.

60. Roach JW. Adolescent idiopathic scoliosis. Orthop Clin North Am. 1999;30:353–65.

61. Nykoliation JW, Cassidy JD, Arthur BE, et al: An Algorithm for the Managemment of Scoliosis. J. Manipulative Physiol Ther 9:1, 1986

62. Spine (Phila Pa 1976). 2006 Aug 1;31(17):1933-42. Progression risk of idiopathic juvenile scoliosis during pubertal growth.

63. Kesling KL, Reinker KA. Scoliosis in twins. A meta-analysis of the literature and report of six cases. Spine. 1997;22:2009–14.

64. Cho KJ, Suk SI, Park SR, Kim JH, Kim SS, Choi WK, et al. Complications in posterior fusion and instrumentation for degenerative lumbar scoliosis. Spine (Phila Pa 1976) 2007;32:2232–7.

65. Brooks HL, Azen SP, Gerberg E, Brooks R, Chan L. Scoliosis: a prospective epidemiological study. J Bone Joint Surg Am 1975;57:968–72.

66. Specific exercises in the treatment of scoliosis--differential indication. Weiss HR, Maier-Hennes A.Source: Asklepios Katharina Schroth Spinal Deformities Rehabilita.tion Centre, Korczakstr. 2, 55566 Bad Sobernheim, Germany. hr.weiss@asklepios.com

67. The postural stability control and gait pattern of idiopathic scoliosis adolescents. Po-Quang Chen, Jaw-Lin Wang, Yang-Hwei Tsuang, Tien-Li Liao,Pei-I Huang, Yi-Shiong Hang. Section of Spinal Surgery, Department of Orthopedic, National Taiwan University Hospital, Taipei, Taiwan, ROC.

68. Relations Between Standing Stability and Body Posture Parameters in Adolescent Idiopathic Scoliosis Nault, Marie-Lyne BSc,*†; Allard, Paul PhD, PEng,*†; Hinse, Sébastien MSc,*†; Le Blanc, Richard PhD,†; Caron, Olivier PhD,‡; Labelle, Hubert MD,§; Sadeghi, Heydar PhD*†.

69. "Influence of Different Types of Progressive Idiopathic Scoliosis on Static and Dynamic Postural Control," Gauchard, Gérome C. PhD*†; Lascombes, Pierre MD‡; Kuhnast, Michel MD§; Perrin, Philippe P. MD, PhD*†. Spine: 1 May 2001 - Volume 26 - Issue 9 - pp 1052-1058.

70. Weiss HR: "The effect of an exercise programme on VC and rib mobility in patients with IS," Spine 1991, 16:88-93.

71. Worthington V, Shambaugh P: "Nutrition as an environmental factor in the etiology of idiopathic scoliosis,"

72. J Manipulative Physiol Ther 1993, 16(3):169-73.

73. Heijmans BT, Tobi EW, Lumey LH, Slagboom PE: "The epigenome: archive of the prenatal environment," Epigenetics 2009, 4(8):526-31.

74. Correction of Spinal Curvatures by Transcutaneous Electrical Muscle Stimulation AXELGAARD, JENS MS, PhD; NORDWALL, ANDERS MD; BROWN, JOHN C. MD.

75. Surface Electrical Stimulation Versus Brace in Treatment of Idiopathic Scoliosis. DURHAM, JOHN W. MD; MOSKOWITZ, ALAN MD; WHITNEY, JOHN BS.

76. http://sciencestage.com/d/573038/transcutaneous-electrical-stimulation-tces-for-the-treatment-of-adolescent-idiopathic-scoliosis-prel.html

77. "Transcutaneous electrical muscle stimulation for the treatment of progressive spinal curvature deformities," 1984, Vol. 6, No. 1 , Pages 31-46. Rancho Los Amigos Rehabilitation Engineering Center, Rancho Los Amigos Hospital, University of Southern California.

78. Morningstar, Mark W. "Outcomes for adult scoliosis patients receiving chiropractic rehabilitation: a 24-month retrospective analysis," Journal of Chiropractic Medicine. January 2011; 10: 179-184.

79. Blount, W. P.; Moe, J. H.: The Milwaukee Brace. Baltimore, Williams & Wilkins, 1973.

80. Goldberg, C. J.; Moore, D. P.; Fogarty, E. E.; Dowling, F. E.: "Adolescent idiopathic scoliosis: the effect of brace treatment on the incidence of surgery," Spine, 26(1):42-47, 2001.

81. Braces for idiopathic scoliosis in adolescents Negrini S, Minozzi S, Bettany-Saltikov J, Zaina F, Chockalingam N, Grivas TB, Kotwicki T, Maruyama T, Romano M, Vasiliadis ES - See more at: http://summaries.cochrane.org/CD006850/braces-for-idiopathic-scoliosis-in-adolescents#sthash.8CQkzUr1.dpuf

82. Nachemson, A.; Peterson, L. E.; and members of the Brace Study Group of the Scoliosis Research Society: "Effectiveness of treatment with a brace in girls who have adolescent idiopathic scoliosis. A prospective, controlled study based on data from the Brace Study of the Scoliosis Research Society," J. Bone and Joint Surg., 77-A: 815-822, June 1995.

83. Effectiveness of the Charleston Night-time Bending Brace in the Treatment of Adolescent Idiopathic Scoliosis. Lee CS, Hwang CJ, Kim DJ, Kim JH, Kim YT, Lee MY, Yoon SJ, Lee DH. Scoliosis Center, Asan Medical Center, College of Medicine, University of Ulsan, Seoul, Korea.J Pediatr Orthop. 2012 Jun;32(4):368-72.

84. Rowe, D. E.; Bernstein, S.M.; Riddick, M. F.; Adler, F.; Emans, J. B.; Gardner-Bonneau, D.: "A meta-analysis of the efficacy of non-operative treatments for idiopathic scoliosis," JBJS, 79A-5:664-674, 1997.

85. The estimated cost of school scoliosis screening Spine 2000 Sep 15;25(18):2387-91 Yawn & Yawn. Department of Research, Olmsted Medical Center, Rochester, Minnesota 55904, USA. Spine (Phila Pa 1976). 2000 Sep 15;25(18):2387-91.

86. Patil CG, Santarelli J, Lad SP, et al. Inpatient complications, mortality, and discharge disposition after surgical correction of idiopathic scoliosis: a national perspective. Spine J. 2008 Mar 19 [Epub ahead of print]

87. Risks for Complications After Scoliosis Surgery Identified. Complications after scoliosis surgery more likely in nonambulatory patients, large pre-op curve. Spine. Publish date: Apr 1, 2011

88. The estimated cost of school scoliosis screening Spine 2000 Sep 15;25(18):2387-91 Yawn & Yawn. Department of Research, Olmsted Medical Center, Rochester, Minnesota 55904, USA. Spine (Phila Pa 1976). 2000 Sep 15;25(18):2387-91.

89. http://www.europeanmedicaltourist.com/spine-surgery/scoliosis.html

90. Sharrock NE. Anesthesia. In: Callaghan JJ, Rosenberg AG, Rubash HE, eds. The Adult Hip Philadelphia: Lippincott - Raven Publishers, 1998.

91. [Anesthesia for scoliosis surgery: preoperative assessment and risk screening of patients undergoing surgery to correct spinal deformity]. Rev Esp Anestesiol Reanim. 2005 Jan;52(1):24-42; quiz 42-3, 47.

92. Engelhardt T, Webster NR. Pulmonary aspiration of gastric contents in anaesthesia. Br J Anaesth 1999; 83: 453–60

93. Genever EE. Suxamethonium-induced cardiac arrest in unsuspected pseudohypertrophic muscular dystrophy. Br J Anaesth 1971; 43: 984–6

94. Kafer ER.Review article: Respiratory and cardio vascular functions in scoliosis and the principles of anesthetic management. Anesthesiology 1980; 52:339-351.

95. Peterson DO, Drummond DC, Todd MM. Effects of halothane, enflurane, isoflurane and nitrous oxide on somatosensory evoked potentials in humans. Anesthesiology 1986; 65: 35–40

96. Pelosi L, Stevenson M, Hobbs GJ, et al. Intraoperative motor evoked potentials to transcranial electrical stimulation during two anesthetic regimens. Clin Neurophysiol 2001; 112: 1076–87

97. Anterior approach to the thoracolumbar spine: technical considerations. Burrington JD, Brown C, Wayne ER, Odom J., Arch Surg. 1976 Apr;111(4):456-63.

98. Posterior vertebrectomy in kyphosis, scoliosis and kyphoscoliosis due to hemivertebra. Aydogan M, Ozturk C, Tezer M, Mirzanli C, Karatoprak O, Hamzaoglu A. Istanbul Spine Center, Florence Nightingale Hospital, Istanbul, Turkey. J Pediatr Orthop B. 2008 Jan;17(1):33-7.

99. Combined anterior and posterior instrumentation in severe and rigid idiopathic scoliosis, Viola Bullmann, Henry F. H. Halm, Tobias Schulte, Thomas Lerner, Thomas P. Weber, Ulf R. Liljenqvist. European Spine Journal April 2006, Volume 15, Issue 4, pp 440-448

100. Posterior only versus combined anterior and posterior approaches to lumbar scoliosis in adults: a radiographic analysis. Pateder DB, Kebaish KM, Cascio BM, Neubaeur P, Matusz DM, Kostuik JP. Department of Orthopaedic Surgery, Johns Hopkins Hospital, Johns Hopkins University School of Medicine, Baltimore, MD, USA.Spine[2007, 32(14):1551-1554]

101. Vendoscopic Anterior Surgery for Idiopathic Thoracic Scoliosis; Preliminary Report on Pre-operative CT Examination and Small Thoracotomy for Safe and Accurate Screw Insertion.Authors: KAMIMURA M (Shinshu Univ. School Of Medicine) KINOSHITA T (Shinshu Univ. School Of Medicine) ITOH H (Shinshu Univ. School Of Medicine) YUZAWA Y (Shinshu Univ. School Of Medicine) TAKAHASHI J (Shinshu Univ. School Of Medicine). Journal Title: Spinal Deformity. Journal Code: L0113A.

102. MECHANICAL COMPLICATIONS DURING ENDOSCOPIC SCOLIOSIS SURGERY. J.R. Crawford, M.T. Izatt, C.J. Adam,R.D. Labrom and G.N. Askin.

103. Thoracoplasty in thoracic adolescent idiopathic scoliosis. Thoracoplasty in thoracic adolescent idiopathic scoliosis.

104. Se-Il Suk, Jin-Hyok Kim, Sung-Soo Kim, Jeong-Joon Lee, Yong-Tak Han. Seoul Spine Institute, Inje University Sanggye Paik Hospital, Seoul, Korea.

105. U.S. Army Medical Department Center and School, Fort Sam Houston, Texas. Spine[1994, 19(14):1636-1642]. Geissele AE, Ogilvie JW, Cohen M, Bradford DS.

106. Surgical technique: modern Luqué trolley, a self-growing rod technique. Ouellet J. Division of Orthopaedic Surgery, McGill University Health Centre, Montreal Children Hospital, 2300 Tupper Street, Montreal, QC H3H 1P3, Canada. jean.ouellet@ muhc.mcgill.ca. Clin Orthop Relat Res. 2011 May;469(5):1356-67.

107. Hardware complications in scoliosis surgery. Bagchi K, Mohaideen A, Thomson JD, Foley LC. Present address: 5302 Bishop' s View Circle, Cherry Hill, NJ 08002, USA. Pediatr Radiol. 2002 Jul;32(7):465-75. Epub 2002 Apr 4.

108. Scoliosis surgery : correction not correlated with instrumentation, quality of life not correlated with correction or instrumentation. Rolf SOBOTTKE, Jan SIEWE, Jan HOKEMA, Ulf SCHLEGEL, Thomas ZWEIG, Peer EYSEL. The University of Cologne, Germany, and the University of Bern, Switzerland.

109. Segmental pedicle screw instrumentation in idiopathic thoracolumbar and lumbar scoliosis. Halm H, Niemeyer T, Link T, Liljenqvist U. Center for Spine Surgery and Scoliosis Center, Klinikum Neustadt, Germany. Eur Spine J. 2000 Jun;9(3):191-7.

110. Comparative analysis of pedicle screw versus hook instrumentation in posterior spinal fusion of adolescent idiopathic scoliosis. Kim YJ, Lenke LG, Cho SK, Bridwell KH, Sides B, Blanke K. Washington University School of Medicine, Department of Orthopaedic Surgery and Shriners Hospitals for Children, St. Louis Unit, St. Louis, MO, USA. Spine (Phila Pa 1976). 2004 Sep 15;29(18):2040-8.

111. Pedicle screw instrumentation for adult idiopathic scoliosis: an improvement over hook/hybrid fixation. Rose PS, Lenke LG, Bridwell KH, Mulconrey DS, Cronen GA, Buchowski JM, Schwend RM, Sides BA. Spine (Phila Pa 1976). 2009 Apr 15;34(8):852-7; discussion 858. doi: 10.1097/BRS.0b013e31818e5962.

112. Pedicle screw instrumentation in adolescent idiopathic scoliosis (AIS), Se-Il Suk, Jin-Hyok Kim, Sung-Soo Kim, Dong-Ju Lim. European Spine Journal. January 2012, Volume 21, Issue 1, pp 13-22

113. Comparative analysis of pedicle screw versus hook instrumentation in posterior spinal fusion of adolescent idiopathic scoliosis. Kim YJ, Lenke LG, Cho SK, Bridwell KH, Sides B, Blanke K. Washington University School of Medicine, Department of Orthopaedic Surgery and Shriners Hospitals for Children, St. Louis Unit, St. Louis, MO, USA. Spine (Phila Pa 1976). 2004 Sep 15;29(18):2040-8.

114. Square-lashing technique in segmental spinal instrumentation: a biomechanical study. Eur Spine J. 2006 July; 15(7): 1153–1158. Published online 2006 February 10. doi: 10.1007/s00586-005-0010-y

115. Cobalt chromium sublaminar wires for spinal deformity surgery. Spine (Phila Pa 1976). 2006 Sep 1;31(19):2209-12. Cluck MW, Skaggs DL. University Hospitals of Cleveland Spine Institute, Cleveland, OH, USA.

116. Safety of sublaminar wires with Isola instrumentation for the treatment of idiopathic scoliosis. Girardi FP, Boachie-Adjei O, Rawlins BA. Scoliosis Service, Hospital for Special Surgery, New York, New York, USA.

117. Use of the Universal Clamp for deformity correction and as an adjunct to fusion: preliminary results in scoliosis. J Child Orthop. 2010 February; 4(1): 73–80. Published online 2009 November 28. doi: 10.1007/s11832-009-0221-6

118. Use of the Universal Clamp for deformity correction and as an adjunct to fusion: preliminary results in scoliosis. Jean-Luc Jouve, Jérôme Sales de Gauzy, Benjamin Blondel, Franck Launay, Franck Accadbled, Gérard Bollini. Journal of Children' s Orthopaedics. February 2010, Volume 4, Issue 1, pp 73-80

119. Analysis of complications in scoliosis surgery. Xu RM, Sun SH, Ma WH, Liu GY, Gu YJ, Huang L, Ying JW, Jiang WY. Department of Orthopedics, the Sixth Hospital of Ningbog, Ningbo 315040, Zhejiang, China.

120. Scoliosis Research Society Morbidity and Mortality of Adult Scoliosis Surgery. Sansur, Charles A.; Smith, Justin S.; Coe, Jeff D.; Glassman, Steven D.; Berven, Sigurd H.; Polly, David W. Jr.; Perra, Joseph H.; Boachie-Adjei, Oheneba; Shaffrey, Christo.

121. Complications of scoliosis surgery in Prader-Willi syndrome. Accadbled F, Odent T, Moine A, Chau E, Glorion C, Diene G, de Gauzy JS. Spine (Phila Pa 1976). 2008 Feb 15;33(4):394-401. doi: 10.1097/BRS.0b013e318163fa24.

122. Results of surgical treatment of adults with idiopathic scoliosis. J Bone Joint Surg Am 1987 Jun;69(5):667-75

123. Sponseller PD, Cohen MS, Nachemson AL, Hall JE, Wohl ME.

124. Intraoperative blood loss during different stages of scoliosis surgery: A prospective study. Hitesh N Modi, Seung-Woo Suh*, Jae-Young Hong, Sang-Heon Song and Jae-Hyuk Yang

125. Complications and risk factors of primary adult scoliosis surgery: a multicenter study of 306 patients. Charosky S, Guigui P, Blamoutier A, Roussouly P, Chopin D; Study Group on Scoliosis. Spine (Phila Pa 1976). 2012 Apr 15;37(8):693-700. doi: 10.1097/BRS.0b013e31822ff5c1.

126. Complications of pedicle screw fixation in scoliosis surgery: a systematic review. Hicks JM, Singla A, Shen FH, Arlet V. Spine (Phila Pa 1976). 2010 May 15;35(11):E465-70. doi: 10.1097/BRS.0b013e3181d1021a.

127. Hardware complications in scoliosis surgery. Bagchi K, Mohaideen A, Thomson JD, Foley LC. Pediatr Radiol. 2002 Jul;32(7):465-75. Epub 2002 Apr 4.

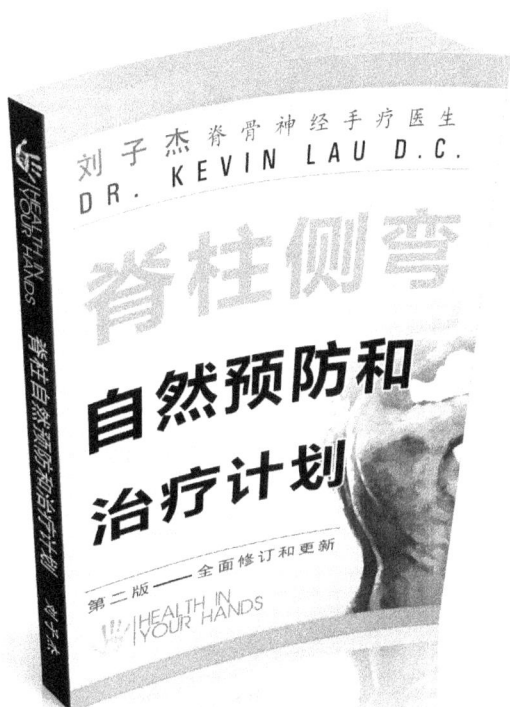

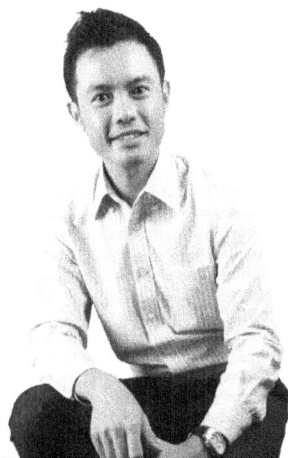

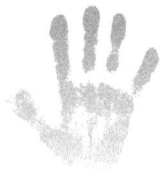

《预防和矫正脊柱侧弯的体操练习DVD》
是经过仔细挑选的体操练习，你可在自己舒适的家中进行这些练习以矫正脊柱侧弯。

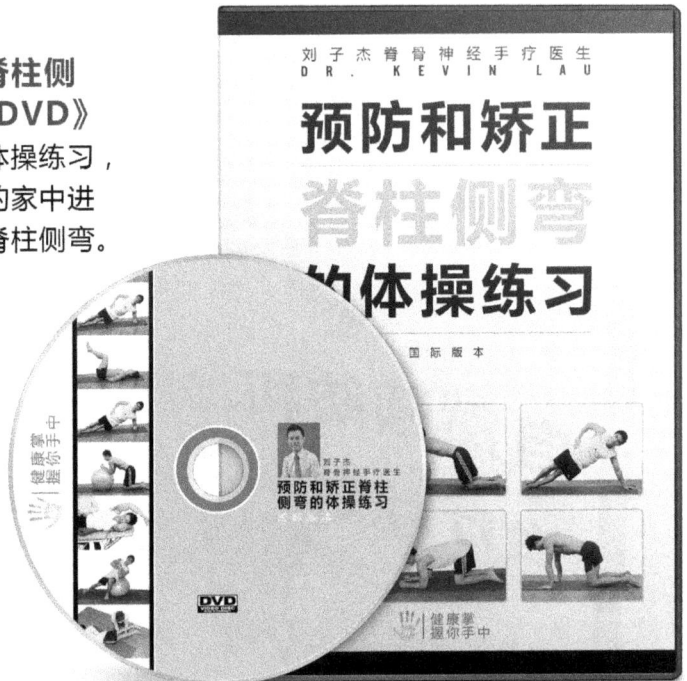

刘子杰脊骨神经手疗医生
DR. KEVIN LAU
预防和矫正
脊柱侧弯
的体操练习

国际版本

DVD分为易于消化的三个部分，它将引领你熟悉了解各个步骤，以开始重新构建和平衡你的脊柱。整个DVD涵盖着从身体平衡拉伸、到构建你的核心、再至一些不同的身体调矫训练的所有信息，所有这些体操练习都是经刘子杰医生精心设计和挑选的。

对于任何脊柱侧弯症患者，DVD的主要优点在于：

- 它是长达60分钟的刘医生同名著作《健康掌握你手中：脊柱侧弯自然预防和治疗计划》的简明延伸。
- DVD中的身体平衡部分为脊柱侧弯症患者详细阐述正确的拉伸技巧，以舒缓僵硬。
- 构建您的核心部分着重强化肌肉以改善脊柱的稳定性。
- 身体调矫练习将改善脊柱的整体中轴排列。
- 所有录制于DVD中的体操练习均适合于脊柱侧弯症的术前和术后康复。
- 《健康掌握你手中DVD》所涵盖的所有练习均可在家中进行，不需要任何特殊设备。

如欲了解更多有关DVD、ScolioTrack或书籍的资讯，请浏览：www.HIYH.info

脊柱侧弯跟踪(ScolioTrack)

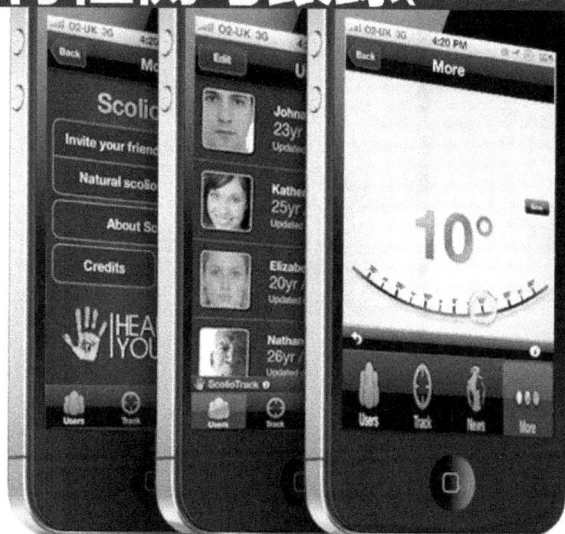

Scoliotrack是一种安全且创新的方法，它用 iPhone 加速表每月跟踪患者的脊柱侧弯状况，就如同医生使用脊柱侧弯斜度计。脊柱侧弯斜度计是用于评估人体脊柱弯曲度的仪器，它也可用于筛选或跟进脊柱侧弯的进展，即脊柱异常弯曲的畸形状态。

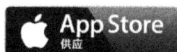

程序特点：

- 多用户管理，数据可方便地储存于iPhone中以备将来检查。
- 跟踪并储存个人躯干旋转角度（ATR），ATR是脊柱侧弯筛选和治疗计划的关键数据。
- 跟踪人体的身高和体重，是患有脊柱侧弯症的发育中的青少年和关注健康状况的成年人的理想选择。
- 绘制脊柱侧弯进展图表，易于了解患者脊柱侧弯的每月变化情况。
- 显示有关脊柱侧弯的最新消息，令用户及时了解和更新。
- 提供全方位的帮助，并且易于按指南操作，因此任何人都可安坐家中跟踪其脊柱侧弯的状况。

脊柱侧弯斜度计

推介一种便利的脊柱侧弯筛选工具：
脊柱侧弯斜度计应用程序

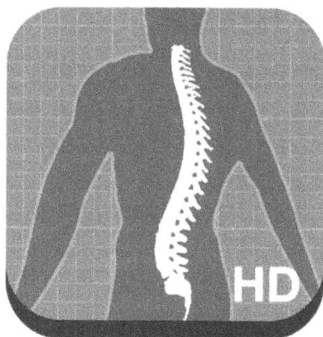

脊柱侧弯斜度计（也称为脊柱侧弯度数仪）对医疗专业人士、医生和那些希望安坐家中检查脊柱侧弯的患者来说是实用和高度创新的工具。我们能够以实惠得多的价格提供一个随时可用以及高度准确的替代品。正寻找一种简单、快速和优雅的方式来测量脊柱弯曲度的医生和其他医疗专业人士可以使用此准确的工具。多年来医生使用脊柱侧弯斜度计作为筛选脊柱侧弯的有效工具，而现在您也可以在您的手机上方便地拥有它。

易于使用，清晰，快捷和准确的测量。

如欲了解更多有关DVD、ScolioTrack或书籍的资讯，请浏览：www.HIYH.info

脊柱侧弯跟踪(ScolioTrack)

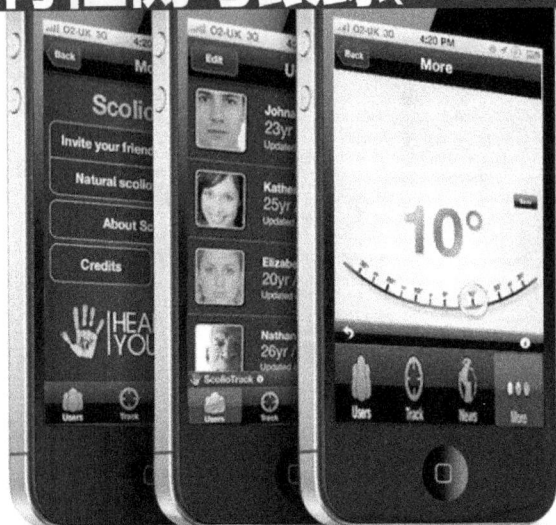

Scoliotrack是一种安全且创新的方法，它用 iPhone 加速表每月跟踪患者的脊柱侧弯状况，就如同医生使用脊柱侧弯斜度计。脊柱侧弯斜度计是用于评估人体脊柱弯曲度的仪器，它也可用于筛选或跟进脊柱侧弯的进展，即脊柱异常弯曲的畸形状态。

App Store 供应　Google play 即刻获取

程序特点：

- 多用户管理，数据可方便地储存于iPhone中以备将来检查。
- 跟踪并储存个人躯干旋转角度（ATR），ATR是脊柱侧弯筛选和治疗计划的关键数据。
- 跟踪人体的身高和体重，是患有脊柱侧弯症的发育中的青少年和关注健康状况的成年人的理想选择。
- 绘制脊柱侧弯进展图表，易于了解患者脊柱侧弯的每月变化情况。
- 显示有关脊柱侧弯的最新消息，令用户及时了解和更新。
- 提供全方位的帮助，并且易于按指南操作，因此任何人都可安坐家中跟踪其脊柱侧弯的状况。

健康掌握你手中

脊柱侧弯斜度计

推介一种便利的脊柱侧弯筛选工具：
脊柱侧弯斜度计应用程序

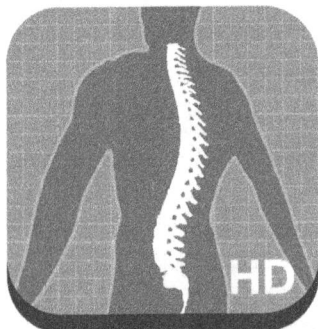

脊柱侧弯斜度计（也称为脊柱侧弯度数仪）对医疗专业人士、医生和那些希望安坐家中检查脊柱侧弯的患者来说是实用和高度创新的工具。我们能够以实惠得多的价格提供一个随时可用以及高度准确的替代品。正寻找一种简单、快速和优雅的方式来测量脊柱弯曲度的医生和其他医疗专业人士可以使用此准确的工具。多年来医生使用脊柱侧弯斜度计作为筛选脊柱侧弯的有效工具，而现在您也可以在您的手机上方便地拥有它。

易于使用，清晰，快捷和准确的测量。

App Store 供应　Google play 即刻获取

如欲了解更多有关DVD、ScolioTrack或书籍的资讯，请浏览：www.HIYH.info

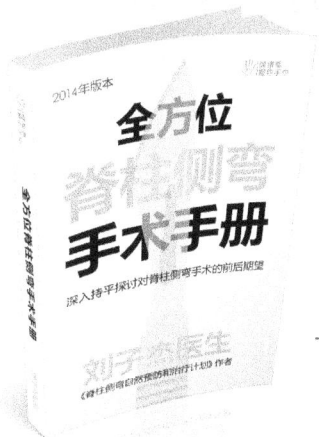
为脊柱侧弯手术前后的预期，进行深入、持平的探讨

脊柱侧弯手术并不一定是个艰巨、有问题或令人担忧的经验。事实上，通过正确的资讯、建议和知识，您可以有信心作出明智决策，选择最佳和最合适的治疗方案。

刘子杰医生这本最新著作，助您找出当前的关键资讯，指导您作出影响将来脊椎健康的明智决定。

您会：

- **了解更多脊柱侧弯的资讯**——包括了解手术本身的每个部份，例如为何在手术过程中(融合)需要在您的身体放入矫形棒。
- **揭开事实真相**——例如，让您知道手术后您的外表或活动水平可能不会全面回复正常。
- **发现**决定您长期预后的事实，包括详细的个案研究。
- **学习**如何正确评估多种脊柱侧弯手术的风险。
- **实用小贴士**——如何负担手术和选择针对您需要的最佳时间、地点和医生。
- **寻找**超过100个简单易明的图解。

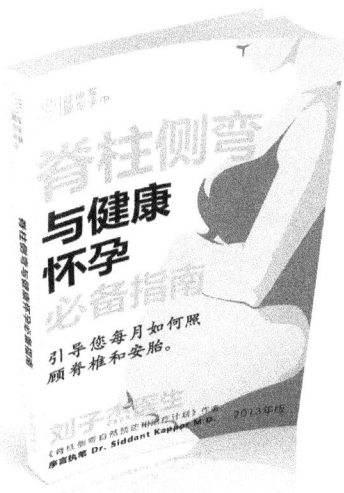｜健康掌
握你手中

怀孕

妊娠期照顾您脊柱侧弯的必备指南！

专家给予脊柱侧弯症孕妇的建议
《脊柱侧弯与健康怀孕必备指南》是一本涵盖一切您需要了解的照顾脊柱和宝宝的每月指南。本书作者感同身受，将与您共度诞生健康宝宝的奇幻旅程。

本书为患脊柱侧弯症的孕妇提供充分的解答和专家的建议，以应对怀孕时的生理变化和情绪波动。从怀孕到分娩和产后，本指南将与您携手共进，直至您成为一位幸福自豪的健康新生婴儿的母亲。

如欲了解更多有关DVD、ScolioTrack或书籍的资讯，请浏览：www.HIYH.info

保持联系

您可以在以下的社交网站阅读到由刘子杰医生提供的最新健康生活信息。加入"健康掌握你手中"Facebook更有机会与刘子杰医生直接对话,让他亲自为您解答有关他的著作,运动光碟,用于iPhone, iPad和安卓的ScolioTrack以及脊柱侧弯症的问题。

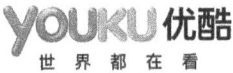

YOUKU 优酷
世界都在看   http://i.youku.com/drkevinlau

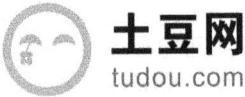

土豆网
tudou.com   www.tudou.com/home/drkevinlau

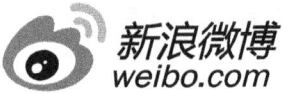

新浪微博
weibo.com   www.weibo.com/drkevinlau

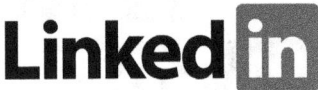

Linked in   www.linkedin.com/in/drkevinlau/zh-cn

facebook   www.facebook.com/ScoliosisCN

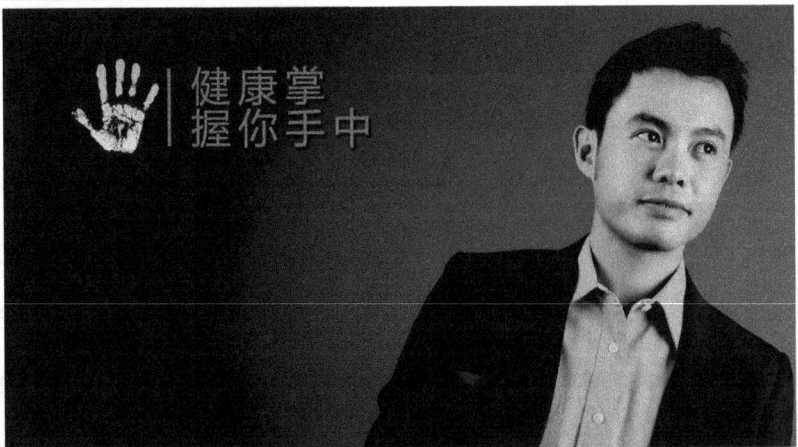

健康掌握你手中